Bartrow

Schmerzfreier Nacken

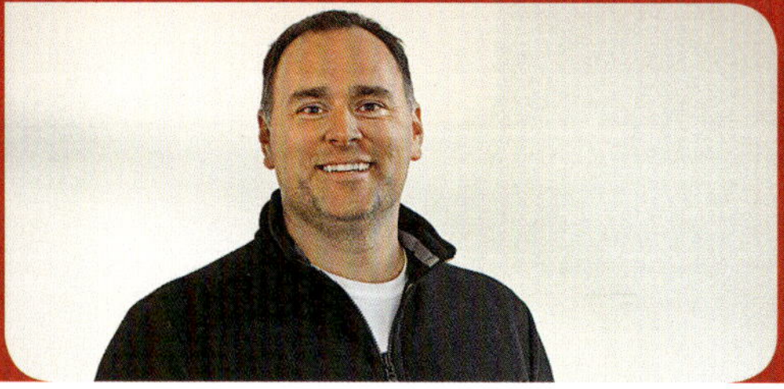

Kay Bartrow arbeitet als Physiotherapeut in Balingen. Seit 2002 ist er Lehrbeauftragter für Physiotherapie und gibt seit 2006 Fortbildungskurse für examinierte Physiotherapeuten. Mit seinen Büchern verfolgt er das Ziel: dauerhaft Schmerzen beseitigen. Sein erfolgreiches Buch „Übeltäter Kiefergelenk" hat schon zahlreichen, von Kieferproblemen Betroffenen zu einer langfristigen Besserung verholfen. Sein zweites Buch, „Schwachstelle Rücken", gibt Rückenschmerz-Geplagten wirksame Selbsthilfemaßnahmen an die Hand.

Kay Bartrow

Schmerzfreier Nacken

Die besten Übungen gegen Verspannungen

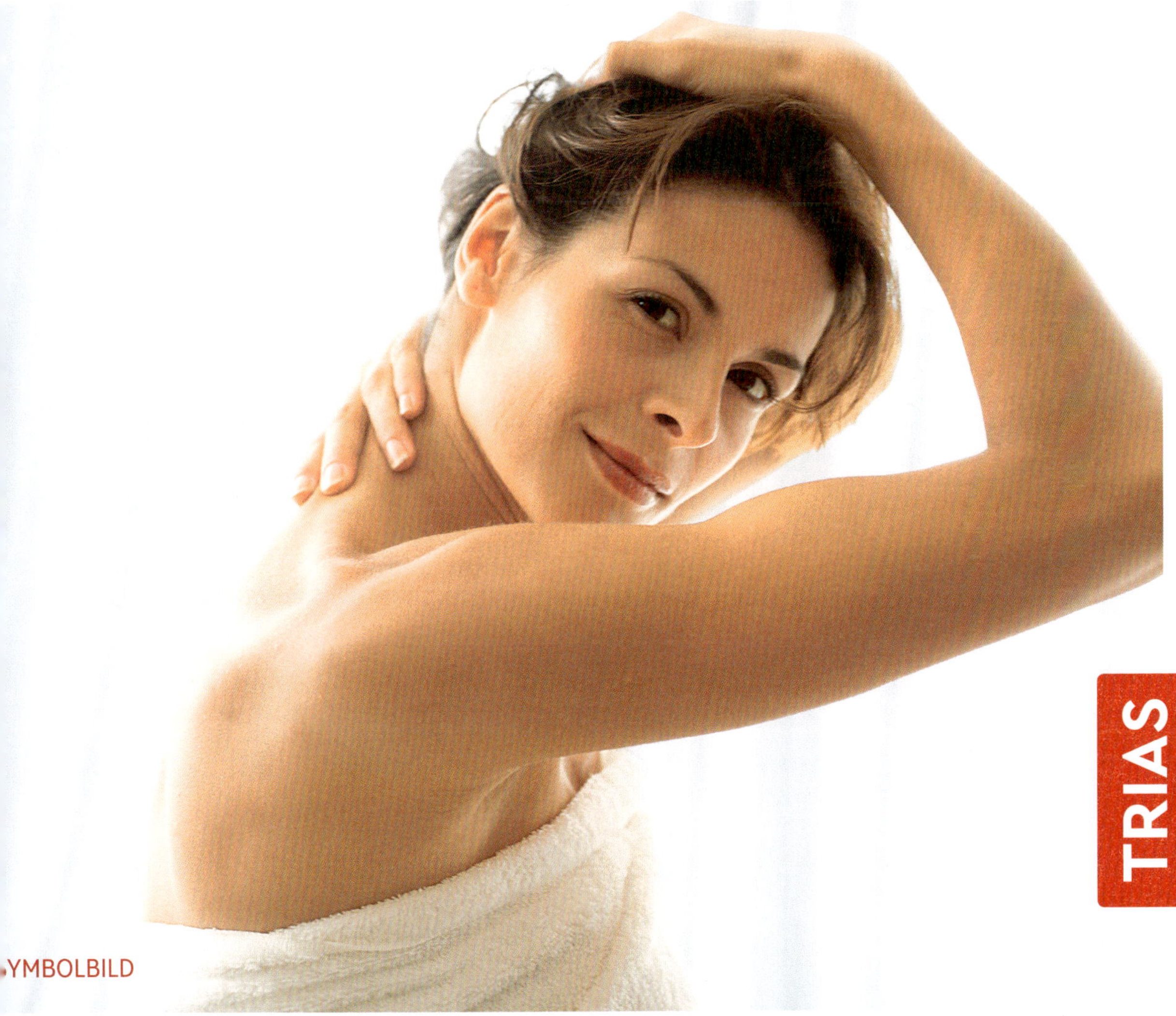

TRIAS

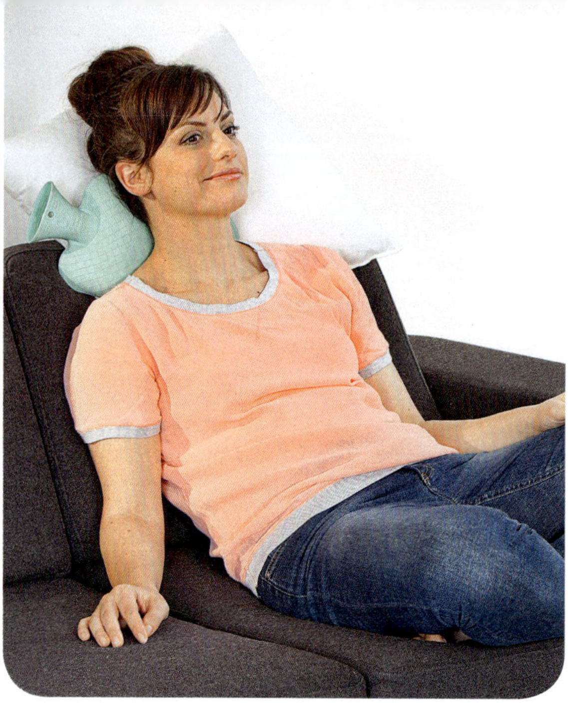

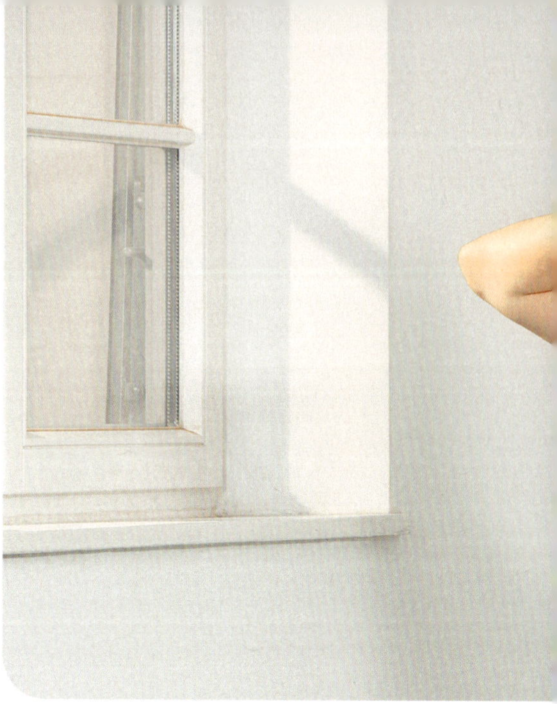

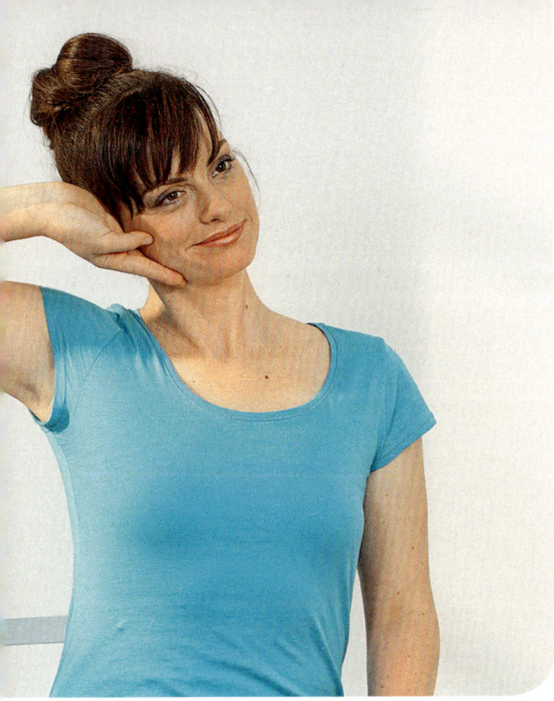

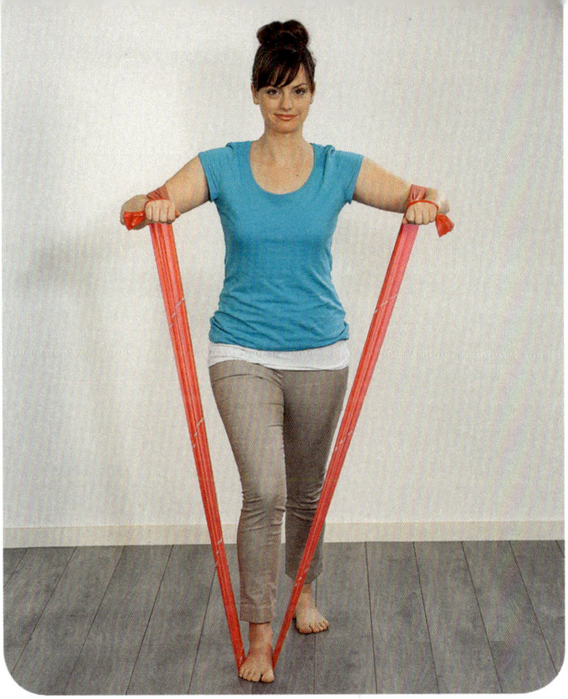

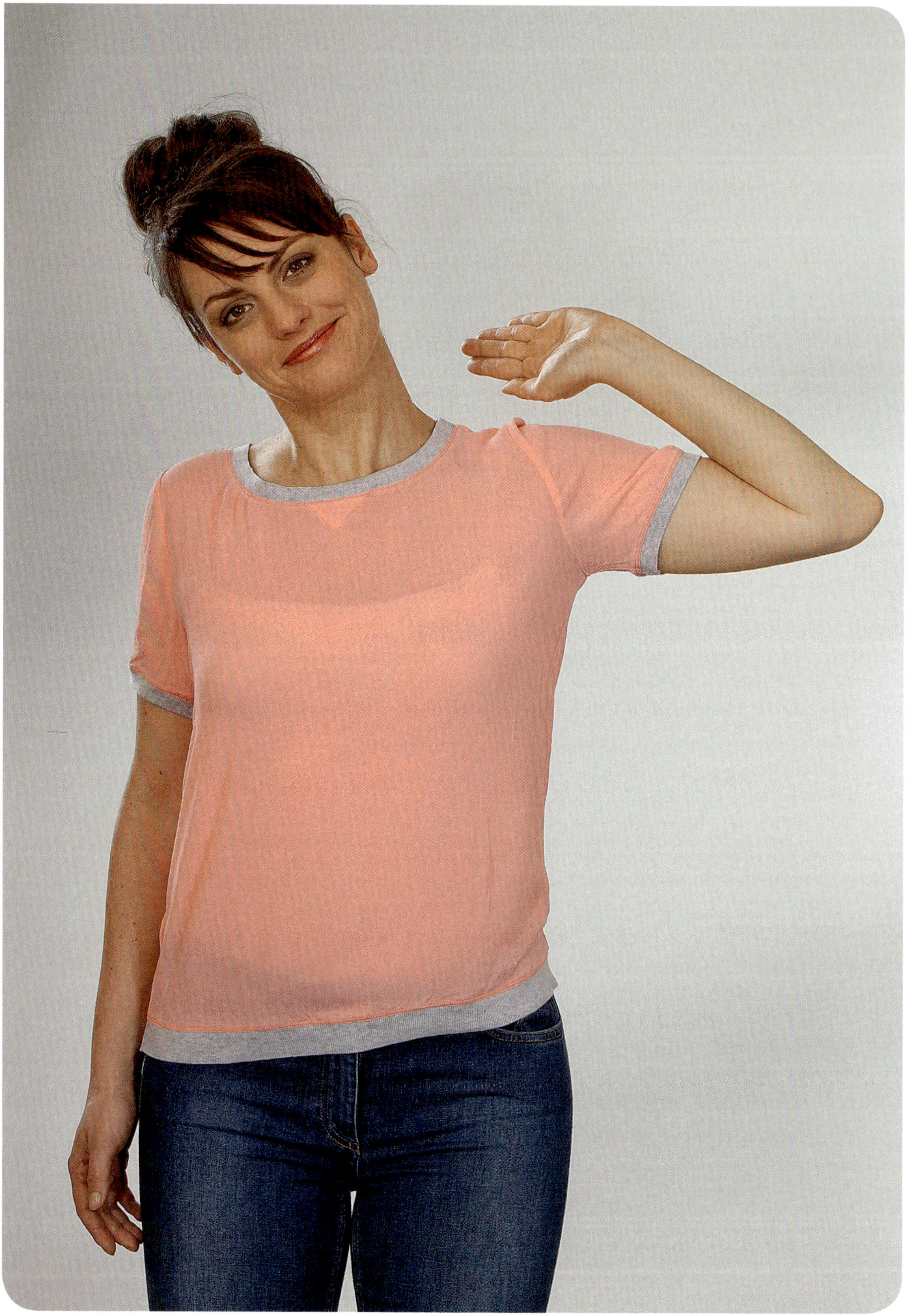

Liebe Leserin, lieber Leser,

unser Nacken ist ein sensibler Bereich, dem wir oft sehr viel aufbürden, ohne es zu merken. Erst wenn sich Verspannungen und Schmerzen einstellen, erhält er unsere Aufmerksamkeit. Vielfältige Beschwerden haben ihren Ursprung in der Nackenregion: Diese reichen von akuten, lokalen Nackenblockierungen, über Kopfschmerzen und verspannte Muskeln bis hin zu Nervenreizungen mit ausstrahlenden Beschwerden in die Arme oder Hände. Stress und Sorgen sitzen uns manchmal sprichwörtlich im Nacken. Eine häufige Ursache für Nackenprobleme ist auch die einseitige Belastung durch stundenlanges Sitzen am Schreibtisch bzw. vor dem Computer. Auch ungewohnte Belastungen oder ruckartige Bewegungen der Halswirbelsäule können zu akuten Nackenschmerzen führen.

Bei jedem Nackenschmerz-Geplagten findet sich eine individuelle Problematik und ein individueller Fehlgebrauch dieser empfindlichen Körperregion. Dieses Buch will Ihnen dabei helfen, Ihren Nacken besser kennenzulernen. Es soll eine Hilfe zur Selbsthilfe sein. In der Praxis vertrete ich immer den Standpunkt: Wer den Aufbau und die Funktion einer Körperregion kennt, kann den falschen Umgang und Gebrauch reduzieren oder komplett verhindern.

Ein ausführlicher Test hilft Ihnen dabei, die gestörten und schmerzhaften Bewegungsrichtungen zu finden. Die effektiven Übungen in diesem Buch bilden das Kernstück. Diese haben sich bereits über viele Jahre in meiner Praxis bei der Behandlung akuter und chronischer Nackenschmerzen bewährt. Die Übungen werden auch Ihnen gute Dienste leisten können. Der menschliche Körper benötigt zu seiner Gesundheit viel Bewegung. Gezielte Bewegungsübungen können einen Heilungsprozess immens beschleunigen: Sie bezähmen und normalisieren ungleiche Muskelkräfte, halten Gelenke beweglich und optimieren die Nervenfunktion. Arbeiten Sie mit diesem Buch und lassen Sie sich von ihm helfen. – Ich wünsche Ihnen viel Erfolg und Freude dabei!

Balingen, im März 2015
Kay Bartrow

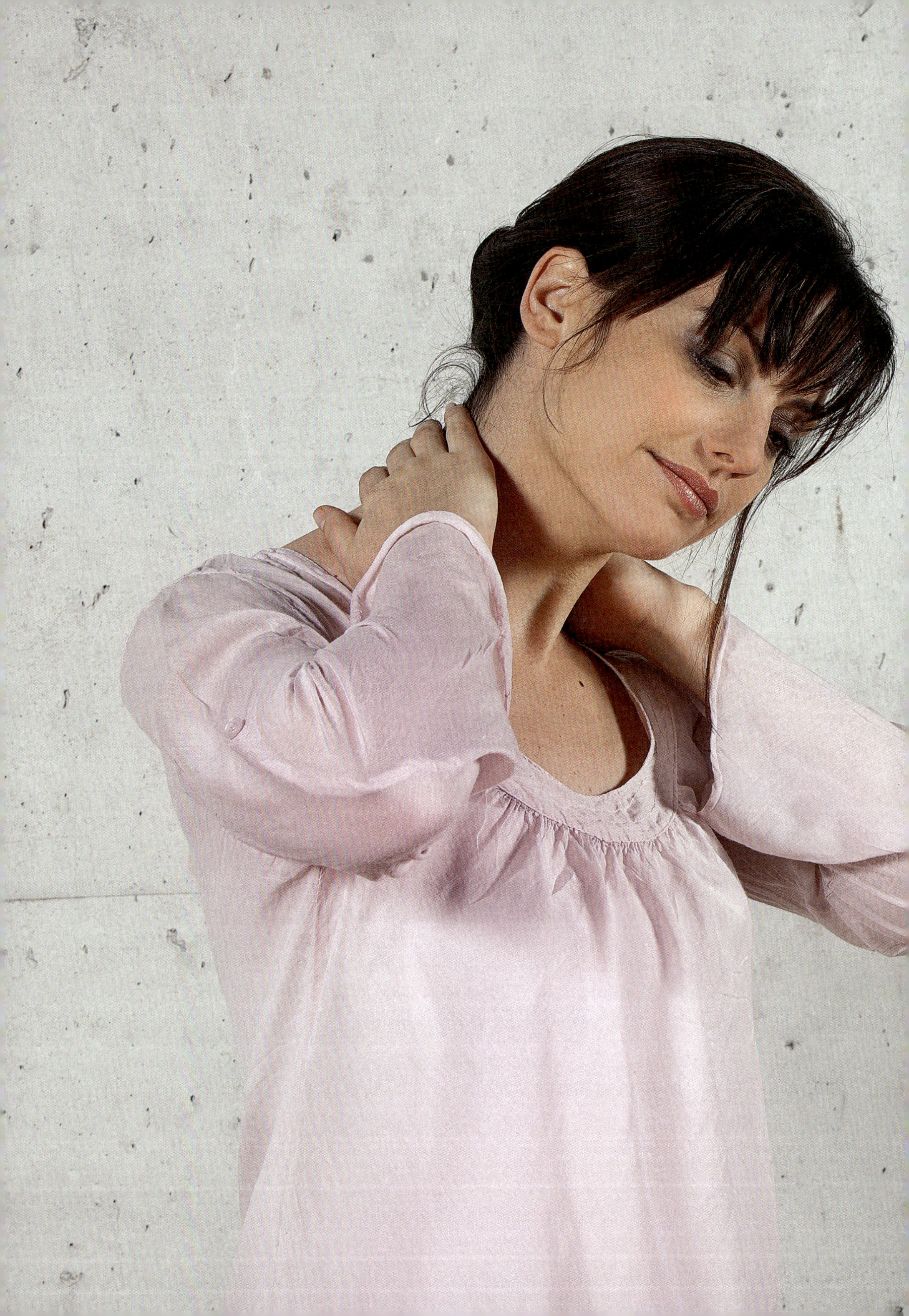

Nackenbeschwerden im Alltag

Warum verspannt sich der Nacken oft bei langer Schreibtischarbeit? Wieso reagiert die Halswirbelsäule so empfindlich auf unsere Haltung? Und was kann man dagegen tun?

Wie kommt es zu Nackenschmerzen?

Die Halswirbelsäule soll beweglich, aber stabil sein, den Kopf hochtragen, schiefes Liegen und stundenlanges Sitzen am PC aushalten und noch vieles mehr ...

Unsere Halswirbelsäule ist Dreh- und Angelpunkt der Schulter-Nacken-Region. Sie trägt unseren Kopf; aus ihr entspringen die Nerven, die unsere Arme, Hände und Finger versorgen. Ist die Schulter-Nacken-Region gestört, kann das zu Kribbeln in den Armen oder Händen, Taubheitsgefühlen in den Armen, ziehenden Schmerzen in der Schulter-Arm-Region, kraftlosem Gefühl in den Armen, Kopf- oder Nackenschmerzen und Verspannungen in der Schulterregion führen. Dies sind Symptome, die relativ häufig vorkommen und unseren Alltag erschweren. Für all diese unangenehmen Empfindungen sind die Ursachen in Funktionsstörungen der Halswirbelsäule zu suchen und auch dort zu finden. Diese Funktionsstörungen können an allen „Bauteilen" der Halswirbelsäule auftreten, also im Wesentlichen an den Muskeln, Gelenken und Nerven. Ursache kann beispielsweise ein Unfall oder Überlastung sein.

Der menschliche Körper ist nicht nur sehr komplex, sondern auch stark vernetzt gebaut. Wir bestehen aus Muskeln, Knochen und Gelenken, Nerven, Blutbahnen und jeder Menge bindegewebiger Strukturanteile. Alle Strukturen sind untereinander verbunden und häufig auch noch in der Funktion direkt voneinander abhängig. Sie beeinflussen sich damit gegenseitig. Diese Vernetzung bringt Vorteile: Wenn eine Komponente oder ein Bauteil ausgefallen ist, wird die fehlende Funktion von anderen Bestandteilen so gut wie möglich übernommen. Diese Eigenschaften machen unseren Körper sehr robust. Ein kompletter Ausfall wird durch die Funktionsübernahme so lange wie möglich verhindert. Auf der anderen Seite wirkt sich durch die Vernetzung eine Störung nicht nur lokal aus, sondern beeinflusst auch weitere Strukturen.

Steifer Nacken: nichts geht mehr

Ein Beispiel, das jeder kennt, ist sicherlich das „steife Genick"– auch „steifer Nacken" genannt. Man kann es als Pendant zum Hexenschuss der Lendenwirbelsäule ansehen. Kennzeichnend sind eine deutliche Unbeweglichkeit und starke Muskelverspannungen im Nacken, der Schulterregion und dem oberen Rücken. Der Versuch, den Kopf zu drehen, schmerzt oft. Manchmal finden sich auch Muskelschwächen, Sensibilitätsverlust oder ausstrahlende Schmerzen (evtl. auch ein kribbeliges, pelziges Gefühl), die bis in die Arme reichen können.

Auslöser für einen steifen Nacken können unter anderem sein:

- einseitige Zwangsposition von Kopf und/ oder Oberkörper, z.B. langes Liegen auf einem Sofa, Schlafen auf einer ungewohnten Matratze oder auf einem neuen Kissen
- eine ruckartige Bewegung, wie z.B. schnelles Kopfdrehen oder ruckartiges Heben eines schweren Gegenstands
- kalte Zugluft kann ebenfalls zu verspannten Muskeln beitragen
- ungewohnte Über-Kopf-Arbeiten
- lange Sitzhaltung am Schreibtisch, PC-Arbeitsplatz mit ungünstiger Körperhaltung
- Lesen eines Buches in ungünstiger Position, z.B. in Seitenlage auf dem Sofa und mit aufgestütztem Kopf

Ihre Beweglichkeit wird ihr oft zum Verhängnis

Die Halswirbelsäule stellt den beweglichsten Teil der Wirbelsäule dar. Darum wird sie auch in unserem Alltag sehr stark benutzt, bewegt und damit belastet. Allein das Halten des Kopfgewichts (4–6 kg) stellt eine nicht unerhebliche Belastung der Halswirbelsäule dar. Halten wir den Kopf in einer ungünstigen Position, steigt die resultierende Belastung immens an. Als ungünstig kann eine nach vorn verlagerte Kopfhaltung bezeichnet werden, wie sie häufig bei langem Sitzen oder vor allem bei Arbeiten am Schreibtisch (auch am PC-Arbeitsplatz) vorkommt.

Nutzen wir diese Körperregion falsch, zu intensiv oder zu einseitig, sind Überlastungen und Verletzungen der einzelnen Bauteile der Halswirbelsäule zu erwarten. Schmerzen und Bewegungsstörungen sind die direkte Konsequenz. Permanentes einseitiges Heben und Tragen des Babys bzw. Kleinkinds stellt beispielsweise eine unausgeglichene Belastung dar, mit resultierenden Nackenschmerzen. Gleiches gilt für schwere Einkaufstaschen, die immer nur einseitig geschleppt werden. Die folgende Tabelle zeigt die fünf möglichen Kernursachen von Nackenschmerzen und ihre Auslöser.

Wenn uns der Stress im Nacken sitzt

Wenn wir unter Stress stehen, werden im Zuge der sogenannten Alarmphase (erste Phase der Stressreaktion) auch die Halswirbelsäule, die Nackenmuskeln und die versorgenden Halsnerven verstärkt aktiviert und mit Reizen geradezu bombardiert. Starke Gefühle fördern diese Aktivierung und potenzieren die Wirkung und die Flut an Informationen auf den Bewegungsapparat der Nackenregion. Da der Kopf und die Hirnnerven, also unsere Sinne, in unmittelbarer Nachbarschaft der Halswirbelregion gelegen sind, gibt es auch direkte Auswirkungen aus diesen Bereichen in den Nacken. Unsere Sinne (Sehen, Hören, Riechen, Schmecken und Fühlen) haben einen direkten Draht in die Nackenregion und verändern dort auch Muskelspannungen und Gelenkbeweglichkeiten. Die Schulter-Nacken-Muskulatur

Ursachen von Nackenschmerzen

Ursache	Auslöser/Krankheit
Muskelverspannung	• Bewegungsmangel • Überbelastung • ungewohnte Belastungen • einseitige Belastungen (falsches Liegen oder Sitzen) • Zugluft • Stress
Gelenkstörung	• ruckartige, schnelle Bewegungen • Überbelastungen
Nervenstörung	• direkter Druck auf Nerven • Schwellung (mit Nervenkompression) • starke Spannungsbelastung von Nerven (z. B. durch ungewohnt langes Schlittenziehen)
Verletzung	• Sturz auf den Kopf/Nacken • Schleudertrauma • Wirbelfraktur
Erkrankung	Eine Erkrankung wie Skoliose, Osteoporose, Rheuma oder Fibromyalgie kann die Halswirbelsäule anfälliger für weitere Störungen machen.

wird zum Teil von Hirnnerven versorgt, was den direkten Draht von der Sinneswahrnehmung in die Nackenmuskeln verdeutlicht.

Die Nackenmuskulatur nimmt an Spannung zu und ist bereit für weitere Anforderungen, die aber nie kommen werden, da die Muskulatur in solchen Situationen lediglich als Ventil eingesetzt wird, um den aufgebauten Druck auf körperlicher Ebene zu reduzieren. Wir ziehen die Schultern nach oben (der Kopf versinkt dazwischen wie der einer Schildkröte im Panzer) und die Nackenmuskeln am Hinterkopf verspannen sich sehr stark. Von dort nehmen oft Kopf- und Gesichtsschmerzen ihren Anfang.

Dieser Zustand kann eine kurze Zeit lang aufrechterhalten werden, ohne dass es zu Schädigungen oder Verletzungen kommen muss: Es handelt sich dabei um die erste Durchhaltephase in der Stresskette. In dieser Zeit nehmen das Energieniveau und die Belastbarkeit von Muskulatur, Gelenken und Nerven konstant ab.

Überlastungsreaktion des Nackens

Wirken Stressreize und die körperlichen Reaktionen weiter auf das Bewegungssystem der Halswirbelsäule ein, entsteht eine Überlastungsreaktion. Das gesamte Nackensystem zeigt die typischen Symptome: schmerzhafte Kopf-, Nacken-, Schulterbewegungen, evtl. auch Gelenkgeräusche wie Knacken oder Reiben beim Bewegen, Ausweichbewegungen oder Schonhaltungen, um einem Schmerz aus dem Weg zu gehen. In dieser Erschöpfungsphase nimmt auch die Druckempfindlichkeit der Muskeln an der Halswirbelsäule und dem Nacken zu. Zusätzlich können Kopfschmerzen oder auch ziehende ausstrahlende Schmerzen in die Arme auftreten.

Die Halswirbelsäule wird von einer Vielzahl Nerven versorgt und gesteuert, die eine direkte Verbindung zum Gehirn (dem zentralen Nervensystem) und damit auch zu unserem Gefühlsleben herstellen. Diese enge Verbindung schafft auch eine sehr deutliche und starke Abhängigkeit zwischen lokalen Fehlfunktionen der Halswirbelsäule (wie z. B. einer Gelenkstörung oder Muskelverspannung) und psychoemotionaler Beeinflussung. Überforderung, Ängste oder Selbstzweifel lösen häufig auch körperliche Reaktionen aus, die aus dem zentralen Nervensystem (dem Gehirn) kommend auch die Nackenregion beeinträchtigen können.

Funktion und Funktionsstörung liegen eng beieinander

Unser Bewegungsapparat soll beweglich sein (und bleiben), energiesparend agieren sowie schmerzfrei sein und bleiben. Dabei spielen die folgenden Strukturen eine wichtige Rolle.

Muskeln: Sie müssen auf die Impulse des Nervensystems reagieren und sich an- bzw. auch wieder entspannen können. Auch benötigen Sie eine gewisse Grundkraft und eine angemessene Ausdauer.

Gelenke: Diese sollten möglichst ohne zu intensive mechanische Reibung beweglich sein. Dazu gehört auch, dass Sie bei Bewegungen keine Geräusche von sich geben sollten.

Nerven: Die Nerven unseres Körpers müssen primär Informationen transportieren. Meist aus der Zentrale (dem Gehirn) in periphere Gebiete wie z. B. Muskeln oder innere Organe. Zudem muss sich das Nervensystem auch den Bewegungen des Körpers anpassen können – es muss also auch entsprechend beweglich sein.

Blutgefäße: Sie transportieren das Blut und Sauerstoff sowie Nähr- und Baustoffe für unseren Organismus.

Faszien: Faszien sind bindegewebige Hüll- und Schutzstrukturen. Sie verbinden alle Strukturen und geben unserem Körper damit Halt, Elastizität und Stabilität. Sie funktionieren zudem auch als Umlenkrollen und können so Bewegungen und Kräfte unterstützen.

Zwischen einer normalen Körperfunktion in einem oder auch mehreren Bereichen und einer Funktionsstörung liegen häufig keine großen Distanzen. Bereits eine kleine Verletzung oder eine Überbeanspruchung kann den Weg in eine gestörte Funktion ebnen. Dazu kommt es im Alltag schneller als uns recht ist. Eine kleine Muskelzerrung kann schon einen solchen Ausweichmechanismus in Gang setzen, der mit der Zeit dazu führt, dass Gelenke fehlbelastet und schmerzhaft werden können.

Ein kleiner Druck auf Nerven, der zu lange bestehen bleibt, kann die Nervenfunktion nachteilig beeinträchtigen.

Wie ist Ihre Haltung?

Ihre Haltung wirkt sich direkt auf Ihren Nacken aus. Sitzen Sie beispielsweise lange mit einem Rundrücken da, werden zwangsläufig Ihre Nackenmuskeln überlastet.

Unsere Körperhaltungen sollten nie starr sein, sondern möglichst dynamisch. Wir nutzen im Tagesverlauf meist mehrere verschiedene Haltungen, je nachdem, was wir gerade tun. Aber unsere Haltung ist nicht nur von der Aktivität abhängig, sondern auch von unserer Stimmung, unserer allgemeinen körperlichen Verfassung, von bestehenden Beschwerden und Schmerzen und auch von unseren Gewohnheiten. All diese Faktoren können die Körperhaltung nachhaltig verändern und beeinflussen. Sowohl zum Positiven hin, wenn wir viele variable Gewohnheitshaltung haben und sich unsere Körperhaltung damit immer wieder ändert – als auch zum Negativen hin, wenn wir immer dieselben Körperhaltungen einnehmen und uns damit einseitig belasten.

Wie stehen, sitzen und liegen Sie?

Tatsächlich gibt es für jede Stellung so etwas wie eine „normale" Körperhaltung, die für eine bestmögliche Funktion des Körpers und eine optimale Belastungsverteilung zugrunde gelegt wird. In dieser „normalen" Körperhaltung sind Bewegungsabläufe und Belastungen optimiert und hinterlassen im Normalfall auch die geringsten negativen Veränderungen. Lassen Sie uns gemeinsam schauen, wie optimales Stehen, Sitzen und Liegen aussieht. Wenn Sie mögen, überprüfen Sie gleich, ob, wo und wie Ihre Haltung davon abweicht.

Stehen

Daran erkennen Sie einen normalen Stand:

- Der Kopf befindet sich in der Mitte.
- Die Schultern sind nicht nach vorn gezogen, sondern befinden sich gerade unter den Ohren.
- Der Oberkörper ist aufgerichtet.
- Das Becken steht mittig aufgerichtet oder noch leicht nach vorn gekippt.
- Die Knie stehen unter den Hüftgelenken.
- Die Knie sind in einer leichten Beugung.
- Die Füße zeigen leicht nach außen.

Nun stellen Sie sich vor einen großen Spiegel. Entspricht Ihre Haltung weitgehend der optimalen Haltung oder finden Sie starke Abweichungen? Häufige Abweichungen sind unter anderem ein zu weit nach vorn geschobener Kopf, ein Rundrücken oder auch ein zu deutlich ausgeprägtes Hohlkreuz. Finden Sie Abweichungen, können Sie aus den erforderlichen Korrekturen sogleich kleine erste Übungen kreieren. Steht Ihr Kopf zu weit nach vorn, ist Ihre erste Übung: Kopf zurückziehen. Dazu nehmen Sie das Kinn in Richtung Brustbein und schieben den Kopf wieder auf den Oberkörper zurück. Sehen Sie eine verstärkte Hohlkreuzbildung, so richten Sie Ihr Becken nach hinten auf. Dies reduziert das Hohlkreuz und richtet die Lendenwirbelsäule wieder besser auf.

Sitzen

So sieht der normale Sitz – von der Seite betrachtet – aus:

- Der Kopf ist aufgerichtet und befindet sich in der Mitte. Der Blick ist geradeaus nach vorn gerichtet.
- Die Schultern werden auch im Sitzen nicht nach vorn gezogen.
- Das Brustbein ist leicht angehoben. Der mittlere Rückenabschnitt ist gestreckt.
- Die Schulterblätter sind hinten leicht zusammengezogen.
- Ein aufgerichteter Oberkörper ermöglicht die Kontaktaufnahme mit der Umwelt.
- Das Becken ist leicht nach vorn gekippt.
- Die Knie befinden sich beim normalen Sitz fast auf gleicher Höhe wie die Sitzfläche und die Hüftgelenke.
- Die Füße stehen auf dem Boden und zeigen leicht nach außen.

Häufige Haltungsauffälligkeiten im Sitzen sind unter anderem nach vorn hängende Schultern oder ein starker Rundrücken in der Brustwirbelsäule. Sind dies auch Ihre Abweichungen, können Sie gleich gegensteuern: Sind Ihre Schultern zu weit vorn, ziehen Sie diese immer wieder nach hinten zurück. Neigen Sie zu einem Rundrücken, richten Sie die Brustwirbelsäule immer wieder bewusst auf, indem Sie das Brustbein nach vorn oben strecken. Aus jeder Haltungsauffälligkeit lassen sich nach diesem System Übungen entwickeln, die Ihre Körperhaltung verbessern können. Decken Sie Ihre Schwachstellen auf und korrigieren diese mit einfachen Bewegungen.

Liegen

Liegen auf dem Rücken, so sieht die normale Rückenlage aus:

- Es besteht ein bestmöglicher Kontakt des gesamten Körpers mit der Unterlage.
- Die Hauptauflagepunkte sind wie folgt zu lokalisieren:
  - von der Ferse
  - über die Waden
  - bis zum Gesäß an den Rumpf
  - und von den Schultern
  - zu den Armen bis an den Rumpf
- Ein möglichst flächiger Kontakt des Oberkörpers mit der Unterlage wird angestrebt.
- Die Lendenwirbelsäule liegt möglichst flächig der Unterlage an, darf aber auch ein wenig nach oben gewölbt sein.

Um Ihre Liegeposition zu überprüfen, müssen Sie sich auf Ihre Empfindungen verlassen. Häufig findet man einseitige Druckverteilungen beim Liegen. Eine einfache Übung, um dies zu korrigieren, kann ein gezieltes Verlagern des Körpergewichts sein. Versuchen Sie, die Wade, das Becken oder die Schulter der unbelasteten Seite, mehr zu belasten.

Im Stehen, Sitzen und Liegen verbringen wir den größten Teil unseres Lebens. Daher ist es sinnvoll, diese Haltungen genauer anzuschauen. Wechseln Sie im Tagesverlauf möglichst oft zwischen diesen Körperhaltungen. Überprüfen Sie immer wieder, wie Sie gerade stehen, sitzen oder liegen und korrigieren Ihre Haltungsabweichungen. Jeder hat bestimmte Gewohnheitshaltungen, die er immer wieder einnimmt. Identifizieren Sie diese und steuern bewusst gegen.

Wie beeinflusst unsere Haltung die Halswirbelsäule?

Die Beweglichkeit des Kopfes, der bekanntermaßen auf der Halswirbelsäule sitzt, ist abhängig von der restlichen Wirbelsäule und den unteren Körperabschnitten. Oder anders herum ausgedrückt: Alle Haltungen oder Bewegungen der Lenden- und der Brustwirbelsäule haben eine unmittelbare Konsequenz für die höher gelegenen Abschnitte der Halswirbelsäule und für die Ausrichtung des Kopfes.

Mit entsprechender Einstellung der Lenden- und Brustwirbelsäule können wir der Halswirbelsäule Beweglichkeit geben oder auch wieder nehmen. Steht die Lendenwirbelsäule z. B. in einer stärkeren „Hohlkreuzposition" werden in der Folge auch der Brustkorb angehoben und die Halswirbelsäule gestreckt. Bleibt die Lendenwirbelsäule hingegen rund, sackt auch der Brustkorb ein und der Nacken-Kopf-Bereich kann nach vorn ausweichen.

Unser Kopf trägt unter anderem unsere Sinne zur Reizaufnahme und damit unsere Fähigkeit, auf unsere Umwelt zu reagieren und zu kommunizieren, in sich. Daher ist es nicht weiter verwunderlich, dass wir unseren Kopf entsprechend fein einstellen und an unserer Umwelt orientiert bewegen müssen. Unsere Blickachse richten wir automatisch am Horizont aus, um uns zu orientieren. Eine vor allem für Nacken und Schultern problematische Haltung ist die sogenannte sternosymphysale Belastungshaltung, die wir uns jetzt etwas genauer anschauen.

Schlechtes Sitzen ist Gift für den Nacken

Morgens um 8 Uhr ist die Haltung Ihres Körpers, auch im Sitzen am Schreibtisch, noch in bester Ordnung. Die Muskeln haben noch genügend Energie. Die Gelenke sind noch erholt und frisch von der Nachtruhe. Und die Bandscheiben sind noch reichlich mit Flüssigkeit gefüllt und elastisch. Das ist die Ausgangssituation – doch was passiert dann im Tagesverlauf?

Doch nach stundenlangem Sitzen ermüdet unsere Muskulatur zunehmend und wir geben uns der Schwerkraftwirkung hin: Das Vollbild einer sternosymphysalen Belastungshaltung zeigt das Foto (Seite 18).
Der gesamte Oberkörper gibt dem Drängen der Schwerkraft nach und sinkt in sich zusammen. Das Brustbein nähert sich dem Becken (daher der Name). Daraus ergeben sich vielfältige mechanische Belastungen für alle direkt an den Rumpf angrenzende Gelenke und die zugehörigen Muskeln und Nerven. Oft wird diese Sitzposition noch durch das Übereinanderschlagen der Beine verstärkt. Dabei neigt sich das Becken in der Folge noch stärker nach hinten, die Tendenz zum Rundrücken wird nochmals deutlicher und die Kopfhaltung wird ebenfalls nachteilig beeinflusst.

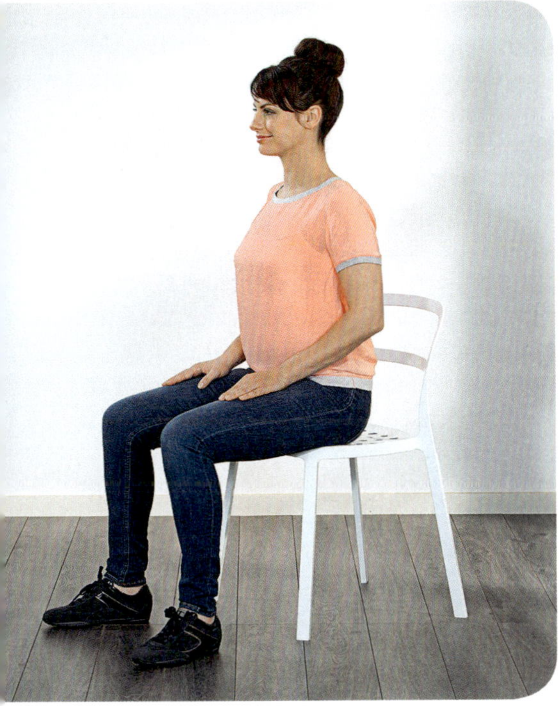

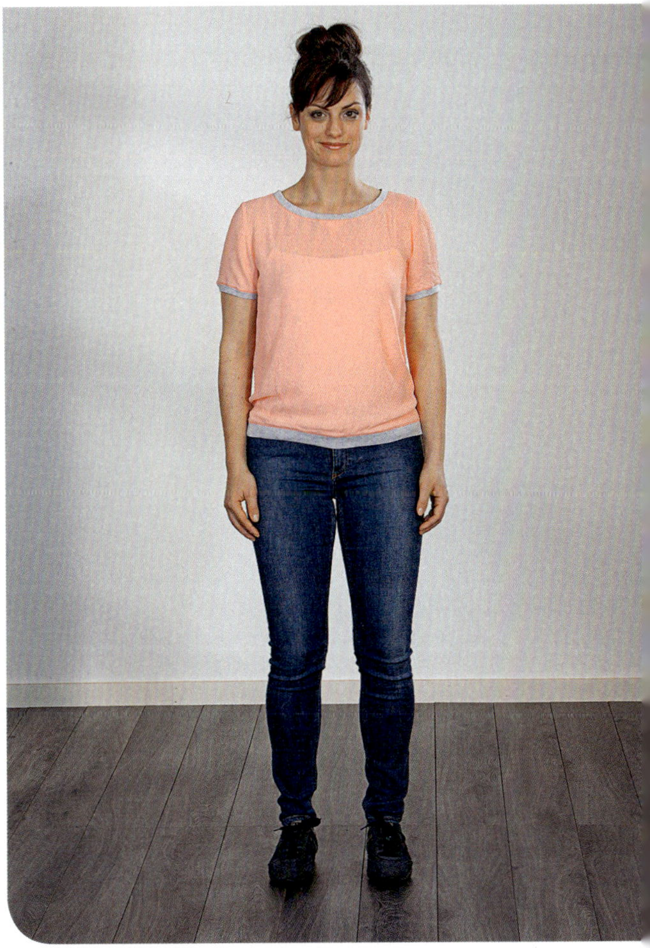

▲ So sitzen Sie aufrecht – in optimaler Haltung.
▶ So sieht der normale Stand aus.
▼ Und so sieht bequemes, normales Liegen in Rückenlage aus.

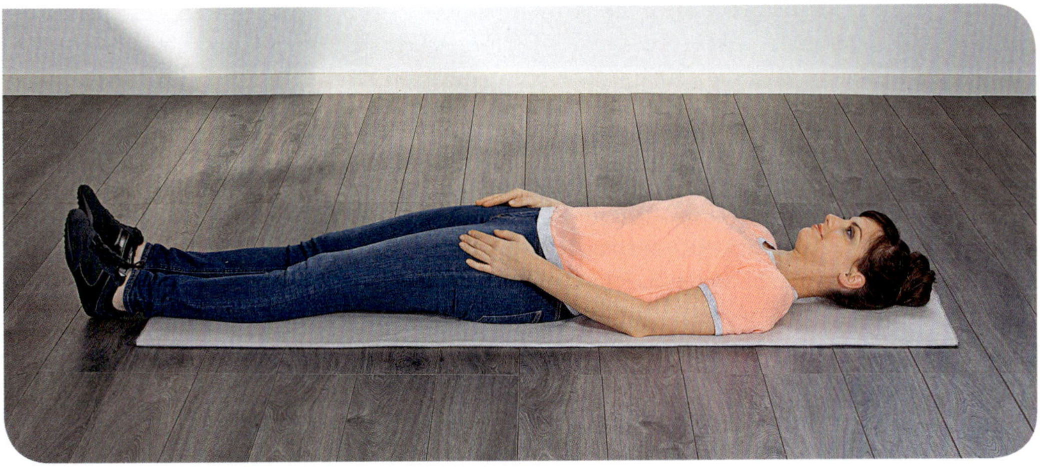

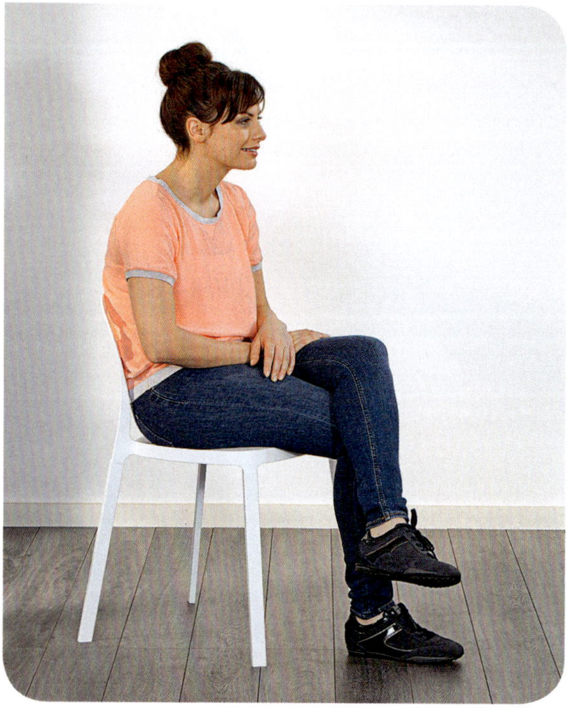

Wenn der Körper beim langen Sitzen aufgrund der Schwerkraft in sich zusammensackt, entsteht die Belastungshaltung.

Warum eine schlechte Sitzhaltung den Nacken so belastet

Sinkt der Oberkörper in dieser Art und Weise in sich zusammen, wirken die mechanischen Kräfte unweigerlich auch auf die Nackenregion und die Halswirbelsäule. Würde der Kopf der Bewegung des Oberkörpers in der Ausrichtung nach unten folgen, würden wir direkt vor uns auf den Boden schauen müssen. Das wollen wir aber in den seltensten Fällen. Wir müssen den Kopf also anheben, um weiterhin auf den Bildschirm schauen zu können. Dies bewirkt enorme Kraftübertragungen von der Nackenmuskulatur auf die Gelenke und die umliegenden Nerven mit eindeutig schädigendem Potenzial. Denn das aktive Anheben des Kopfes gelingt nur durch enorme Anstrengung der kurzen Nackenmuskulatur. Diese verläuft zwischen dem Hinterkopf und den ersten zwei Halswirbeln. Eine anhaltend hohe Muskelspannung der kurzen Nackenmuskulatur kann zu Kopf- oder Gesichtsschmerzen, Ohrproblemen oder auch Sehstörungen führen. Das Anheben und Vorstrecken des Kopfes bewirkt zudem eine Steilstellung (Überstreckungsposition) der Halswirbelsäule. Die dort austretenden Nerven können dabei an ihren knöchernen Durchtrittsstellen gereizt und irritiert werden. Diese mechanische Nervenreizung kann mit der Zeit Beschwerden und Schmerzen hervorrufen, die in den Arm, die Hand oder die Finger ausstrahlen.

Weitere Auswirkungen einer schlechten Sitzhaltung

Die sternosymphysale Belastungshaltung ist aber nicht nur Gift für unsere Nackenregion, sondern wirkt sich auch nachteilig auf alle „Bauteile" des Rumpfes aus.

Gelenkveränderungen

Allen Gelenken voran werden die Wirbelsäule und deren einzelne Abschnitte in ihrer ursprünglichen Haltung verändert. So stellen sich in der Halswirbelsäule die einzelnen Wirbelgelenke in eine Streckstellung ein. Dadurch ergeben sich auch auf die zwischengelagerten Bandscheiben veränderte Druckverhältnisse, die im Laufe der Zeit Probleme verursachen können. Durch diese Streckung der Halswirbel entsteht an der hinteren Seite der mittleren und oberen Wirbelkörper ein starker Druck auf das Bandscheibengewebe, wodurch dieses nach vorn verlagert wird. An der vorderen Seite dieser Wirbel entstehen eher Zugkräfte , die auf Bandstrukturen wirken.

Beide Schultergelenke werden durch die nach vorn gezogenen Schultergürtelbereiche ebenfalls aus ihrer gewohnten Haltung verlagert. Durch diese Verlagerungen entstehen auch ungewohnte Spannungskräfte an den Bändern und Sehnen der Schultergelenke. Die Brustwirbelsäule hingegen ist eher in einer Beugung (einer eingesunkenen Oberkörperposition) begriffen. Dadurch verändern sich primär auch die Spannungen auf die Muskulatur und die Nerven der Brustwirbelsäule. Eine große Spannung auf Muskeln und Nerven rührt häufig von einer ungünstigen Gelenkstellung/Körperhaltung her.

Muskelveränderungen

Muskulär verändert sich hauptsächlich die Spannungssituation in den einzelnen Muskelgruppen. Dabei unterscheiden wir primär zwei Gruppen von Muskelveränderungen und deren Effekte. Durch die Körperhaltung können Muskeln zum einen eher angenähert werden: Das heißt, der Muskel wird im Laufe der Zeit kürzer. Zum anderen können Muskeln durch die Körperhaltung auch so verändert werden, dass Sie sich eher in einer verlängerten Situation befinden. Beide Veränderungen sind auf Dauer ungünstig für unseren Bewegungsapparat. Angenäherte Muskulatur hat die Tendenz, sich zu verkürzen und damit an Elastizität und Beweglichkeit zu verlieren. Dadurch können diese Muskeln bei bestimmten Bewegungen auch bremsend und eher bewegungsverhindernd wirken. Meist verlieren diese durch die Fehlhaltung auch an Kraft. Permanent verlängerte Muskeln hingegen neigen tendenziell eher zu einer reinen Abschwächung der Kraft. Sie verlernen regelrecht die Fähigkeit, normale Bewegungen durchzuführen, da Sie seltener benutzt werden.

Nervenveränderungen

Immer wenn Muskeln ihre Spannung verändern, wenn sich für die Gelenke die Position und Beweglichkeit verändern, bleiben diese Auswirkungen auch nicht ohne Folgen für das Nervensystem. Nerven verlaufen durch unseren gesamten Körper und das in unmittelbarer Nachbarschaft zu Gelenken, Knochen und Muskeln. Auf diesem Weg sind die Nerven immer auch den Veränderungen dieser benachbarten Strukturen ausgeliefert. Nerven müssen sich, wie alle anderen Strukturen auch, den Bewegungen und Haltungen des Körpers anpassen.Wenn sich nun durch Muskelspannung und Gelenkstörungen die mechanischen Auswirkungen auf die Nerven verändern, können sich daraus auch Störungen dieser Nerven ergeben.

Faszienveränderungen

Auch das Bindegewebe, und damit auch unser Fasziensystem, passt sich lange anhaltenden Belastungen (der Körperhaltung) an. Bei zu einseitigen und intensiven Belastungen verliert das Fasziensystem an Elastizität und damit auch seine Fähigkeit, uns bei Bewegungen zu unterstützen. Daraus resultieren gerne Steifigkeiten und Bewegungsstörungen. Im Fasziengewebe sind auch Schmerzrezeptoren beheimatet, die durch permanente Belastungen dauerhaft gereizt werden. Das Resultat ist dann eine chronische Schmerzreaktion. Da das Fasziensystem als eine Art Hülle für Muskeln, Organe und Nerven fungiert, sind auch negative Auswirkungen auf diese Strukturen möglich.

Dynamisches Sitzen

„Stillsitzen“, so wie Sie es vielleicht auch noch in der Schule gelernt haben, ist unnatürlich. Und gerade bei überwiegend sitzender Tätigkeit ist das Verharren in einer Sitzposition auch extrem ungesund.

Mit zunehmender Sitzzeit wird die Haltung immer schlechter: Die Schultern hängen nach vorn, der Oberkörper sackt in sich zusammen, das Becken kippt nach hinten. Diese problematische sternosymphysale Belastungshaltung mit ihren negativen Auswirkungen auf die Schulter-Nacken-Region wurde gerade beschrieben.

In der Abbildung werden diese Veränderungen während längerer Sitzzeiten dargestellt. Die Körperabschnitte funktionieren wie Zahnräder, die bei Bewegung und Haltung ineinandergreifen und sich so in Funktionalität und vor allem in der Stellung zueinander gegenseitig beeinflussen können.

Um aus solch einer Belastungshaltung (linkes Bild) wieder herauszukommen, müssen die „Zahnräder“ (Körperabschnitte) wieder beweglicher und kontrollierbarer gemacht werden. Sie sollten übereinander stehen (rechtes Bild), was Sie durch die aufrechte Entlastungshaltung erreichen. Nur in der aufrechten Entlastungshaltung sind dynamisches Sitzen und die Kontrolle der Körperabschnitte möglich.

Lernen Sie das Zahnradprinzip kennen

Begeben Sie sich in diese aufrechte Sitzposition und „spielen“ mit den drei gedachten Zahnrädern, die sich im Becken, im Brustkorb und in der Schulter-Nacken-Region befinden. Wenn Sie lernen, diese drei Körperabschnitte beim Sitzen zu kontrollieren und optimal zu bewegen, minimieren Sie damit einseitige und monotone Belastungen. Nehmen Sie sich Zeit, um herauszufinden, wie Sie Becken, Brustkorb und Nacken gegeneinander bewegen können. Gemäß des „Zahnradprinzips“ beeinflusst jede Bewegung in einem Körperabschnitt unweigerlich die anderen angrenzenden Abschnitte. Versuchen Sie jetzt, im Sitzen Ihre Körperabschnitte einzeln mit einfachen Übungen zu bewegen und beachten Sie die dabei entstehenden Veränderungen in den angrenzenden Regionen.

Becken

- Kippen Sie das Becken abwechselnd nach vorn und hinten – dabei wird sich die Wirbelsäule aufrichten bzw. beugen. Nehmen

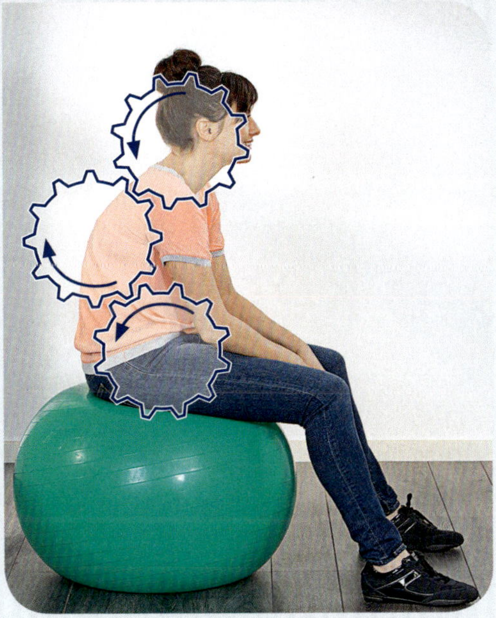

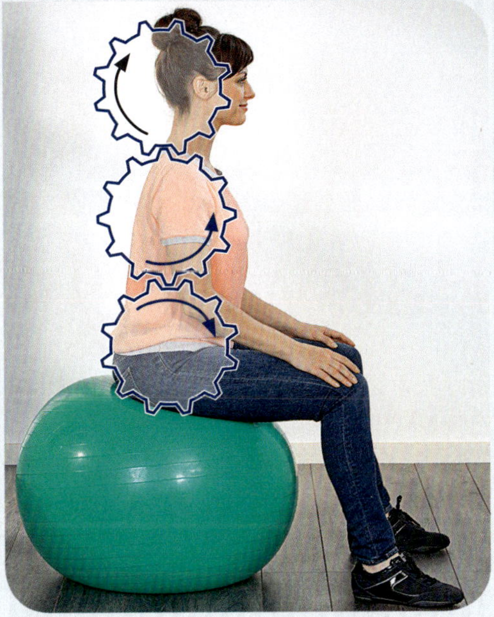

Sie wahr, wie die Beckenhaltung auch die Haltung der Schulter-Nacken-Region beeinflusst.

- Heben Sie eine Beckenseite seitlich nach oben an. Sie bringen dabei das Becken und die gleichseitige Schulter näher zusammen.
- Machen Sie im Sitzen einen Schritt mit dem rechten oder linken Bein nach vorn. Dabei nehmen Sie das Becken auf der Schrittseite ebenfalls mit nach vorn (Sie rutschen mit dem Gesäß auf der Sitzfläche nach vorn). Dadurch dreht sich die Wirbelsäule.

Brustkorb

- Lassen Sie Ihren Brustkorb weit absinken. Dabei nähern sich das Brustbein und das Becken einander an. Richten Sie ihn dann wieder auf.
- Drehen Sie Ihren Brustkorb weit nach rechts und weit nach links im Wechsel.

Schulter-Nacken-Region

- Nehmen Sie den Kopf weit in den Nacken und schauen Sie nach oben an die Decke. Spüren Sie die Veränderungen der angrenzenden Regionen. Dabei wird der Nacken kürzer und der Hals gespannt.
- Beugen Sie den Kopf weit nach vorn unten. Das Brustbein will dieser Bewegung nur zu gern folgen – fühlen Sie nach.
- Bringen Sie nun die Schultern weit nach hinten. Beachten Sie dabei die Veränderungen des Brustkorbs.

Ziehen Sie die Schultern nach oben in Richtung Ohren. Der Brustkorb streckt sich in die Länge. Üben Sie auch die Bewegung beider Schultern nach vorne. Dabei will sich die Brustwirbelsäule ebenfalls einrollen. Üben Sie diese Bewegungen intensiv, um damit ein dynamischeres Sitzverhalten zu bekommen. Nur durch mehr Variabilität (Abwechslung) im Sitzen lassen sich Belastungen verringern und Störungen verhindern.

Wenn der Körper beim langen Sitzen aufgrund der Schwerkraft in sich zusammensackt (links), entsteht die Belastungshaltung. Bei der Entlastungshaltung (rechts) werden die Körperabschnitte (Zahnräder) wieder übereinander ausgerichtet.

Lernen Sie Ihre Halswirbelsäule kennen

Wendehals und Kopfstütze: Die Halswirbelsäule muss Beweglichkeit und Stabilität in sich vereinen, was nur mit einer ausgeklügelten Anatomie möglich ist.

Wenn Sie diese Region, vor allem was den Aufbau und die Funktionen betrifft, gut kennen, können Sie Überlastungen vermeiden und Schäden gezielt vorbeugen. Auch für das gezielte Üben und Trainieren sind Kenntnisse der funktionellen und strukturellen Anatomie unumgänglich. Vor allem sind anatomische Kenntnisse hilfreich, wenn es darum geht, bestehende Beschwerden und Funktionsstörungen in dieser Körperregion zu verstehen, zu verbessern oder im Verlauf sogar komplett zu beseitigen.

Die Halswirbelsäule ist mit Abstand der beweglichste Teil der gesamten Wirbelsäule. Durch diese große Bewegungsfähigkeit ermöglicht uns die Halswirbelsäule unter anderem eine gute Orientierung im Raum. Dieser Umstand wiederum bedeutet auch, dass im Abschnitt der Halswirbelsäule sehr hohe Kräfte wirken, die es im Alltag auch im Griff zu halten gilt. In diesem Körpergebiet finden vielfältige Bewegungen, einmal zwischen Kopf und Halswirbelsäule und zum anderen zwischen Oberkörper und Halswirbelsäule statt. Die Halswirbelsäule bildet ein bewegliches Bindeglied zwischen Kopf und Oberkörper und sorgt mit ihren Bewegungsfunktionen dafür, dass der Kopf auf dem Rumpf in allen Richtungen ausgerichtet werden kann. Auf der anderen Seite benötigt die Region der Halswirbelsäule auch eine ausreichende Stabilität, vor allem am Übergang der Brustwirbelsäule zum Kopf. Nur durch eine stabile Situation der Gelenke der Halswirbelsäule, die durch Muskeln, Sehnen und Bänder gesichert werden, lassen sich Bewegungen auch mit bestmöglicher Kontrolle durchführen.

Wie ist die Halswirbelsäule aufgebaut?

Der Halswirbelbereich besteht insgesamt aus sieben Wirbelkörpern. Immer zwei Wirbelkörper bilden ein Bewegungssegment: Dieses besteht aus zwei Wirbelkörpern mit der dazwischen gelagerten Bandscheibe und den verbindenden Gelenken zwischen den Wirbelkörpern. Es befinden sich je zwei dieser Zwischenwirbelgelenke in einem Bewegungssegment (rechts und links). Diese Gelenke gewährleisten eine optimale Beweglichkeit der einzelnen Wirbelkörper gegeneinander und geben der Wirbelsäule durch ihre spezielle Form und Anlage auch ausreichend Stabilität bei allen Bewegungen. Das Bewegungssegment ist eine kleine mechanische Bewegungs- und Funktionseinheit im Gesamtgefüge der Halswirbelsäule. Ein Bewegungssegment sollte die Bewegungsrichtungen Beugung, Streckung, Seitneigung und Drehung einwandfrei und vor allem ohne Störung durchführen können. Treten bereits in einem einzelnen Bewegungssegment Störungen der Funktion oder kleine Behinderungen der Bewegungen auf, kann auch die Gesamtheit der Halswirbelsäule – als Kette von in Reihe geschalteten Bewegungssegmenten – nur unzureichend funktionieren.

Die Zwischenwirbelgelenke verhaken sich gern

Diese kleinen Gelenke zwischen den Wirbelkörpern geben der Wirbelsäule die nötige Bewegungsführung und damit Stabilität. In der Halswirbelsäule bestimmen sie, wie weit wir unseren Kopf beugen und nach unten schauen können bzw. wie stark wir diese strecken und nach oben zur Decke oder in den Himmel schauen können. Das Drehen des Kopfes nach links oder rechts wird durch die Zwischenwirbelgelenke begrenzt. Die Kontrolle dieser Drehbewegungen ist mitunter die Hauptaufgabe der Zwischenwirbelgelenke der Halswirbelsäule. Darin liegt auch eine tendenzielle Störungsanfälligkeit unserer Halswirbelgelenke: Eine gebremste Drehbewegung oder gar ein regelrecht blockiertes Bewegungsgefühl bei dieser Drehung tritt an den Gelenken der Halswirbelsäule relativ häufig auf.

Die Nackenmuskeln sollen mobil und stabil zugleich sein

Auch die Muskeln der Hals- und Nackenregion müssen den Spagat zwischen Mobilität und Stabilität der Halswirbelregion ermöglichen. Einerseits müssen die Muskeln so viel Spannung und Kraft aufbringen, um die Halswirbelsäule in alle Bewegungsrichtungen zu sichern und zu stabilisieren. Nur durch eine ausreichende Stabilität lassen sich Fehlbelastungen effektiv und auf Dauer vermeiden. Andererseits sollten die Hals- und Nackenmuskeln aber auch so locker und dehnbar sein, dass wir den Kopf problemlos drehen und wenden können, beispielsweise beim Rückwärtseinparken. Im Normalfall reguliert unser Körper diese entgegengesetzten Anforderungen intuitiv richtig und automatisch. Bei zunehmenden Fehlbelastungen – wie sie z. B. durch einseitige Sitz- und Arbeitshaltungen ausgelöst werden können – gerät jedoch auch diese eingespielte Muskelbalance aus dem Gleichgewicht.

Wie Nackenverspannungen entstehen

Vor allem die Muskeln der oberen Nackenregion (die Nackenmuskeln direkt unterhalb des Hinterkopfes) werden gern zu stark benutzt und belastet, was zu An- und Verspannung führt. Diese Anspannungssituation ist für vielfältige Kopf- und Nackenbeschwerden verantwortlich.

Die tiefer gelegenen Nackenmuskeln werden häufig nicht in einem ausreichenden Maß für die Stabilisation eingesetzt, da die oberflächlicheren Muskeln viel zu aktiv sind. Da unser Körper vor allem auch ökonomisch arbeitet und versucht, Energie zu sparen, wird die Hauptarbeit von den ohnehin schon aktiven Muskeln mit übernommen. Die so in ihrer Aktivität reduzierten Muskeln werden mit der Zeit immer schwächer und verlieren an Kraft und Bewegungsfähigkeit. So kann ein muskuläres Ungleichgewicht entstehen und für Funktionsstörungen sorgen.

Im Hals- bzw. im Nackenbereich kommt es häufig zu einer ganz bestimmten Art von muskulärem Ungleichgewicht. Unter ungünstigen und noch dazu permanent bestehenden Haltungsbedingungen (Gewohnheitshaltungen) schwächen die vorn am Hals gelegenen Muskeln eher in ihrer Kraft ab, und die hinten im Nacken gelegenen Muskeln werden durch eine ungünstige Gelenkstellung angenähert und neigen mit der Zeit dazu, den Spannungszustand deutlich zu erhöhen, ihre Elastizität zu verlieren und damit auch funktionell kürzer zu werden. Also: Auf der einen Seite droht ein Kraftverlust, während die Gegenseite verspannt und verkürzt. Alles in allem eine recht ungünstige Tendenz.

Die Rolle der Nerven

Periphere Nerven treten aus dem Rückenmark aus und verlaufen in die entfernter gelegenen Gebiete, wie z.B. in die Arme und die Beine. Nerven können als Informationswege betrachtet werden, die wichtige Meldungen zur Steuerung von Körperfunktionen, wie z.B. Bewegung oder der Empfindung von Sinnesreizen, hin und her transportieren. Dabei ziehen sie sich strukturell durch den Körper (wie ein Verlängerungskabel sich durch einen Raum zieht) und müssen sich auf sich verändernde Situationen einstellen können. Das Verlängerungskabel muss vielleicht an der Stehlampe vorbei, über einen Teppich, um die Tischbeine herum und durch den Raumteiler laufen, bevor es durch die Tür in den Flur gelangt, um dort den Staubsauger mit Strom zu versorgen. So ähnlich ergeht es den Nerven ebenfalls auf ihrem Weg durch den Körper: Ein Nerv muss z.B. durch die Achsel, um den Oberarm herum an die Außenseite, zwischen vielen Muskeln und Bändern hindurch, über das Ellbogengelenk hinweg am Unterarm entlang, bis er endlich das Zielorgan (z.B. die daumenseitigen Hautgebiete und den Daumen selbst) mit Informationen versorgen kann.

Nerven sind in erster Linie dazu da, Informationen zu transportieren. Es gibt z.B. motorische Nerven, die Bewegungsimpulse aus dem Gehirn an den jeweiligen Muskel transportieren, und es gibt sensible Nerven, die Informationen aus dem Körper, z.B. Kribbeln im Daumen, zum Gehirn senden. Doch Nerven dienen nicht nur der Reizleitung, sondern haben in gewisser Weise ebenfalls eine mechanische Aufgabe: Wenn sich das umgebende Gewebe bewegt, müssen sie sich mitbewegen bzw. gegen die Bewegungsrichtung gleiten. Wird ein Nerv in seiner Beweglichkeit eingeengt, hat dies unweigerlich auch störende Konsequenzen für den Informationsaustausch zur Folge. Dann werden Muskeln nicht mehr optimal mit Informationen versorgt, was zu einer

» Die Halswirbelsäule besteht aus den obersten sieben Wirbelkörpern unserer Wirbelsäule. Zwischen den Wirbeln kommen die Nerven zu einem Geflecht zusammen. Hier treten auch die großen Armnerven Medianusnerv, Radialisnerv und Ulnarisnerv aus.

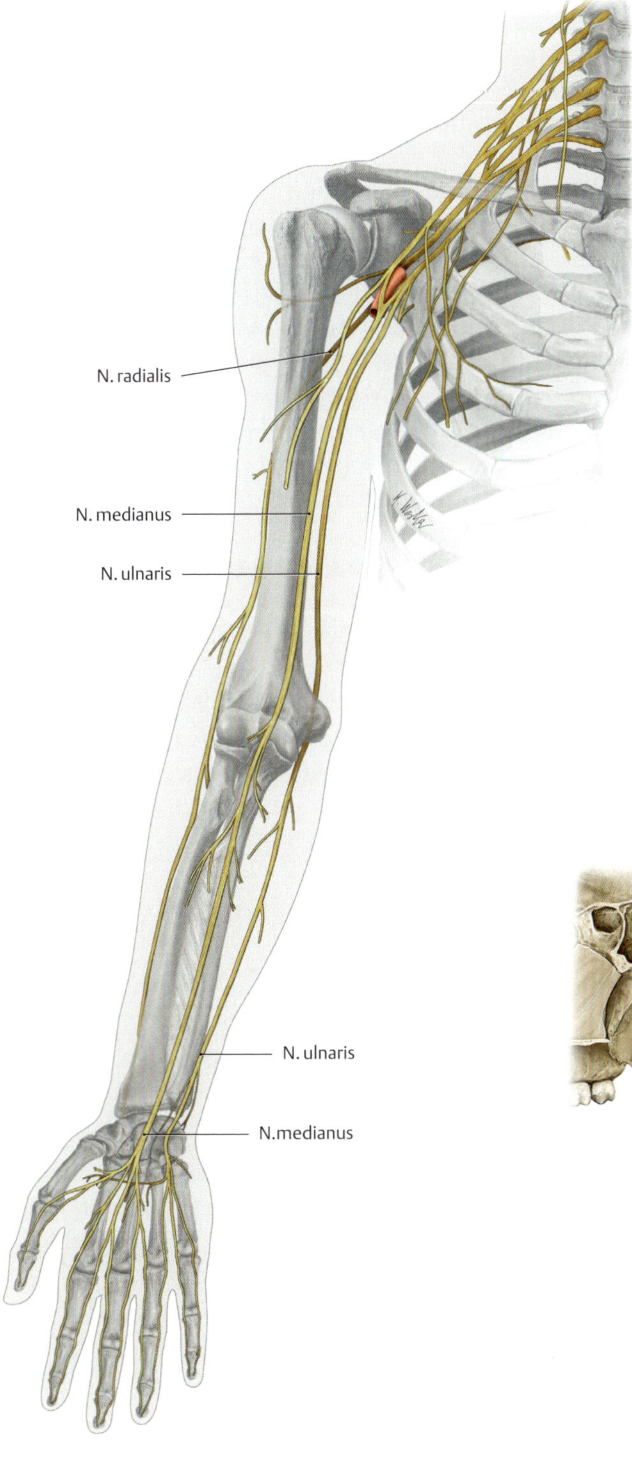

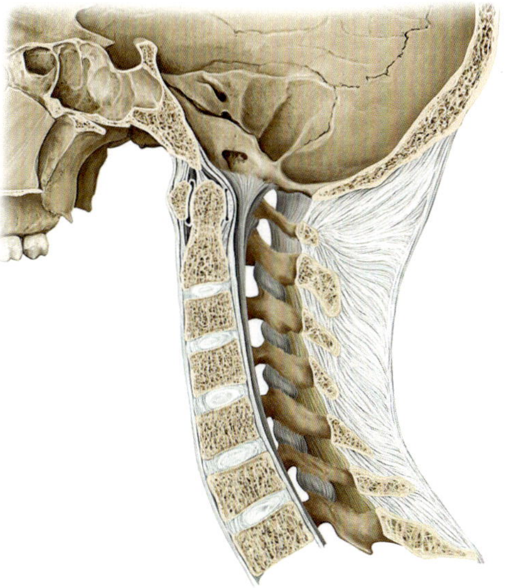

aus: Schünke M, Schulte E, Schumacher U. Prometheus. LernAtlas der Anatomie. Allgemeine Anatomie und Bewegungssystem. Illustrationen von M. Voll und K. Wesker. 2. Aufl. Stuttgart: Thieme; 2009

Abschwächung der Muskelkraft führen kann, oder die sensiblen Qualitäten reduzieren sich und die Empfindung von z. B. Berührungsreizen auf der Haut ist nur noch reduziert oder im schlimmsten Fall überhaupt nicht mehr möglich.

Die Nerven aus der Halswirbelregion versorgen dabei im Wesentlichen die Körperregionen Kopf und Arme bzw. die Hände. Bei Störungen der Nerven aus dieser Region kann also im Normalfall mit den typischen Störbildern und den typischen Symptomen gerechnet werden. Dies wären in erster Linie auch Ausfälle oder Funktionsstörungen in diesen Körperregionen: Muskelschwäche in Armen oder Händen – oder Ausfälle der sensiblen Fähigkeiten in diesen Gebieten.

Was die Bandscheiben alles aushalten müssen

Im Normalfall sind die äußeren Kräfte und die inneren Gegenkräfte an einer Bandscheibe im Gleichgewicht. Die Druckverteilung im Bandscheibenfach ist gleichmäßig und es entstehen keine übermäßig hohen Druckbelastungen auf das Gewebe. In diesem Wechselspiel zwischen Druck und Zug ist eine optimale Versorgung der Bandscheibe mit Nährstoffen gewährleistet.

Bei verstärkten und vor allem bei anhaltend einwirkenden äußeren Kräften verändert sich die Situation für die beteiligten Gewebe nachteilig. In diesem Zustand überwiegen die Druckkräfte auf Dauer die Gegenkraft der Bandscheibengewebe und ein Gleichgewicht ist nicht mehr gegeben. Besteht dieser Zustand auf Dauer, wird die Bandscheibe schlechter versorgt und baut mit der Zeit ab: das Bandscheibenfach wird niedriger.

Solche Kräfte gewinnen die Oberhand durch ein ungünstiges Sitzverhalten oder auch durch eine permanente Überlastung der Halswirbelsäule durch z. B. dauernde „Über-Kopf-Arbeiten“.

Kopf senken, Beugung nach vorn

Beugen wir den Kopf nach vorn, wirken Beugekräfte auf die Wirbelsegmente der Halswirbelsäule, was zu folgenden mechanischen Veränderungen führt:

- Die Wirbelkörper im Bewegungssegment werden an der Vorderkante zusammengeführt. Hier entsteht ein Druck auf den Faserring der Bandscheibe, der den inneren Kern der Bandscheibe nach hinten presst.
- An der Rückseite werden die Wirbelkörper voneinander entfernt: Dies bringt eine enorme Zugspannung auf den hinteren Anteil des Faserrings und die Bänder.
- Der Druck des inneren Bandscheibenkerns deformiert die Struktur des Faserrings.
- Die Facettengelenke bewegen sich auseinander und es entstehen Zugkräfte, die auf die Gelenkkapseln einwirken.

Was passiert bei einer Beugung nach vorn?

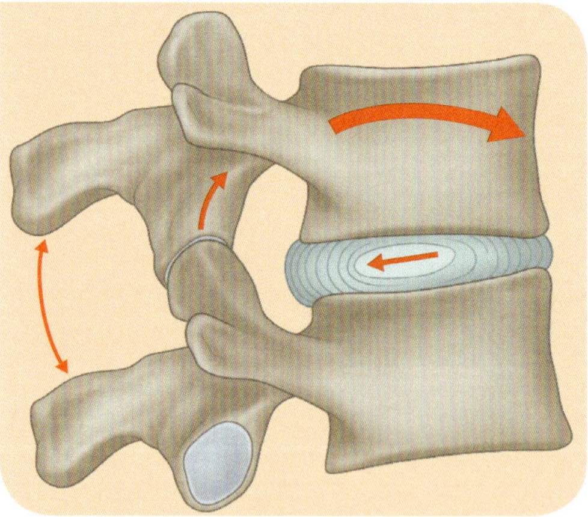

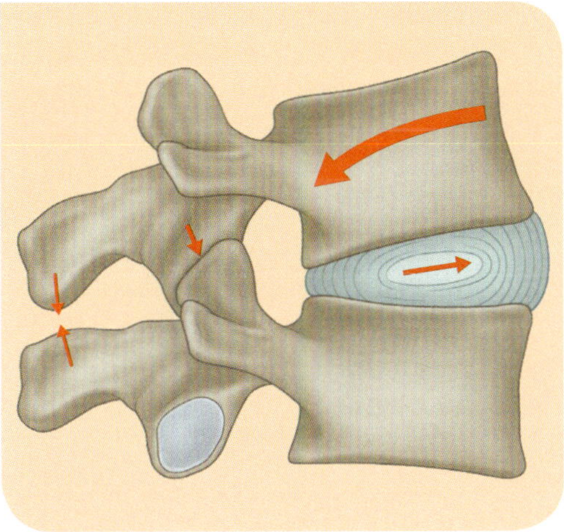

Was passiert bei einer Streckung nach hinten?

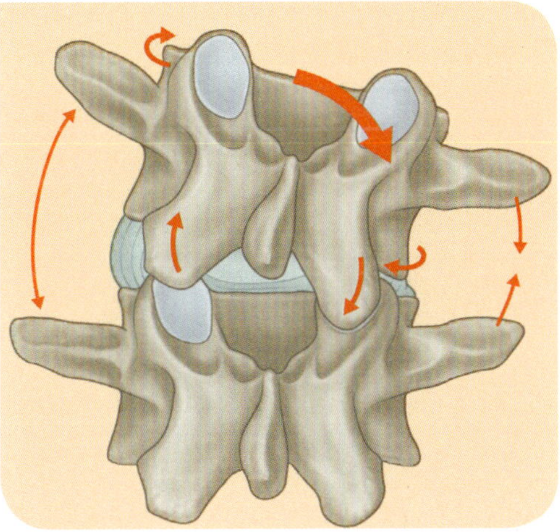

Was passiert bei einer Drehbewegung?

Kopf heben, Nacken strecken

Bei einer Streckbewegung des Nackens sind folgende mechanische Veränderungen zu erkennen:

- An der Vorderseite der Halswirbelkörper tritt eine Zugspannung auf.
- An der Rückseite herrscht eine stärkere Druckbelastung.
- Der Bandscheibenkern wird nach vorn verlagert und drückt gegen den Faserring.
- Die Facettengelenke werden ineinandergeschoben. Hier herrschen eher Druckbelastungen, die die Gelenkflächen (den Knorpel) belasten.

Kopf drehen

Da keine nennenswerte „Verkippung" der Wirbelkörper entsteht, lediglich eine Verdrehung, bleibt die Druck- bzw. Zugbelastung gleichmäßig verteilt. Eine Drehbewegung wirkt eher förderlich und auch recht entspannend auf die beteiligten Strukturen – insbesondere auf die Bandscheibe.

Kopf zur Seite neigen

Eine Seitneigung des Kopfes hingegen bringt einen einseitigen Druck, mit Verlagerung des Bandscheibenkerns.

- Auf der Beugeseite entsteht Druck, auf der Gegenseite Zug.

Was passiert bei einer Seitneigung?

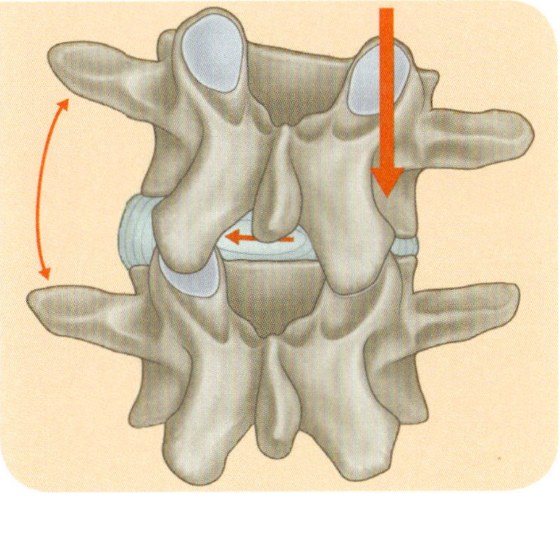

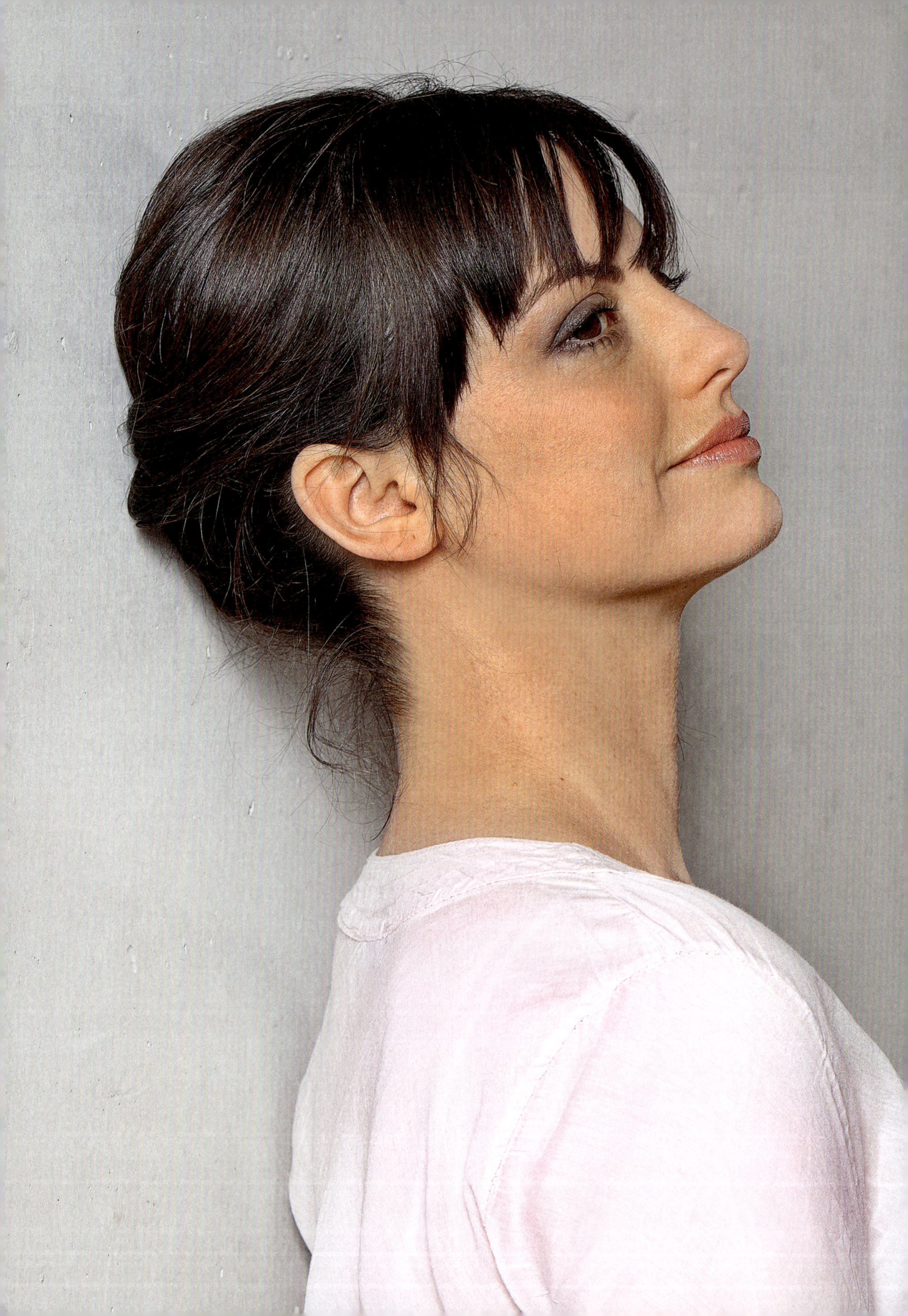

Identifizieren Sie Ihre Schwachstellen

Es reichen wenige Testbewegungen aus, um die Ursachen Ihrer Nackenbeschwerden – wie verspannte Muskeln, gereizte Nerven oder verklemmte Wirbelgelenke – einzugrenzen.

Der große Nacken-Eigentest

Nur wenn Sie Ihre Beschwerden kennen und die Hintergründe dazu verstehen, sind Sie in der Lage, effektiv etwas dagegen zu unternehmen. Dazu dienen die folgenden Tests.

Mit diesen Eigentests für die Halswirbelsäule und den Nacken haben Sie die Möglichkeit, Ihre Beschwerden und evtl. bestehende eingeschränkte oder steife Bewegungsrichtungen zu lokalisieren und damit auch die Ursache Ihrer Beschwerden besser einzugrenzen. Mit diesem Testergebnis sind Sie dann in der Lage, durch eine gezielt getroffene Übungsauswahl aus den Übungsvorschlägen Ihre persönlichen Defizite und Ihre problematischen Bewegungen zu verbessern. Die Testergebnisse sind also bereits der erste Schritt im Kampf gegen Ihre individuellen Beschwerden. Der Eigentest hilft Ihnen dann auch im weiteren Verlauf, die erreichten Fortschritte und Verbesserungen durch die Übungen zu erkennen und weiter voranzutreiben. Dazu führen Sie einen einfachen „Vorher-nachher-Test" durch. Wiederholen Sie die Testbewegungen in regelmäßigen Abständen, um die erreichten Fortschritte zu erkennen und gegebenenfalls das Trainingsprogramm anzupassen. Notieren Sie Ihre Ergebnisse jeweils im Test-Dokumentationsbogen (Seite 61).

Haben Sie potenziell „gefährliche" Symptome?

Bevor Sie nun die eigentlichen Testbewegungen ausführen, sollten Sie prüfen, ob Sie Symptome an sich bemerkt haben, die auf eine ernste neurologische oder andere Erkrankungen hindeuten könnten und daher einen Arztbesuch erfordern: Das sind die fünf „Ds" in der Eigendiagnostik. Falls auch nur ein „D-Symptom" auf Sie zutrifft, gehen Sie bitte auf jeden Fall zum Hausarzt oder gleich zum zuständigen Facharzt.

Diplopie (Doppelbilder): „Doppeltsehen" kann viele Ursachen haben. Die harmlosen wären etwa starke Müdigkeit oder Alkoholeinfluss. Ernsthafte Ursachen könnten Störungen der Augenmuskulatur, ein Schlaganfall oder eine neurologisch Erkrankung (z. B. Multiple Sklerose) sein.

Dysphagie (Schluckbeschwerden): Eine Schluckstörung kann aufgrund einer Entzündungsreaktion entstehen. Es könnte aber auch eine ernsthafte Erkrankung (z. B. eine Krebserkrankung oder ein Schlaganfall) dahinterstecken. Auch Störungen der Rachen- und Schluckmuskulatur können einem regelmäßigen „Sich-Verschlucken" zugrunde liegen.

Dysarthrie (Sprechstörungen): Bei einer Sprechstörung handelt es sich um eine motorische Störung der am Sprechen beteiligten Muskulatur. Häufig kommt es dabei auch zu verzögertem oder verlangsamtem Sprechen. Als Ursache können ernsthafte Erkrankungen, wie z. B. ein Schlaganfall, oder neurologische Erkrankungen, wie z. B. Morbus Parkinson oder auch MS, zugrunde liegen.

Drop Attacks (Fallneigung oder Sturzattacke): Eine „Sturzattacke" bezeichnet ein plötzliches Stolpern und Hinfallen ohne Bewusstseinstrübung. Häufig geht einer solchen Sturzattacke ein plötzlicher und unkontrollierbarer Tonusverlust der Muskulatur voraus. Ursächlich kann eine Durchblutungsstörung im Bereich des Gehirns oder der Herzgefäße sein.

Dizziness (Schwindel): Plötzlich auftretender Schwindel oder ein Benommenheitsgefühl kann ebenso aufgrund einer Erkrankung im Ohrenbereich auftreten, wie aufgrund einer Veränderung im Bereich der Halswirbelsäule. Ebenfalls kann eine Durchblutungsstörung des Gehirns oder ein Tumor als Auslöser infrage kommen.

Was Sie selbst testen können

Das folgende Testverfahren für Ihre Halswirbelsäule ist in drei Bereiche aufgeteilt. Es werden Bewegungstests, Muskel- und Nerventests eingesetzt, um sinnvolle Übungen auszuwählen.

Die Bewegungstests prüfen Gelenke und Bandscheiben

Treten bei Bewegungen der Halswirbelsäule Beschwerden auf, ist die Wahrscheinlichkeit einer Gelenk- oder Bandscheibenstörung sehr hoch. Die Unterscheidung, ob eher das Gelenk oder die Bandscheibe betroffen sein könnte, erfolgt über die Bewegungsrichtung: Gelenke reagieren meist auf Drehbewegungen und die Bandscheiben lassen sich über die Beugung und Streckung beurteilen.

Muskeln werden durch Belastungsverstärkung getestet

Hier werden die Muskeln über einen manuellen Widerstand zu vermehrter Anspannung gezwungen. Liegen in dem belasteten Muskel Störungen oder auch Verletzungen vor, wird sich dieser Umstand durch eine Verstärkung der Symptome bemerkbar machen (Tests 5–7).

Testen, ob die Armnerven gereizt sind

Lediglich die schnelle Überprüfung der Spannungstoleranz ist ohne medizinisch geschulte Hilfe selbst zu leisten. Treten dabei in einer Körperposition die typischen Symptome auf, ist das Nervensystem als Ursache der Beschwerden anzunehmen.

Bewegungstests

Diese Tests prüfen die vier Hauptbewegungsrichtungen: beugen, strecken, drehen und zur Seite neigen. Oft ist vor allem eine Richtung oder eine Seite stärker betroffen.

Wenn Ihre Symptome besonders deutlich bei einer bestimmten Bewegung des Kopfes oder des Nackens auftreten, ist eine Beteiligung der Gelenke, der Gelenkkapseln und der Bandstrukturen als sehr wahrscheinlich anzunehmen. Deshalb sollten Sie diese Strukturen besonders sorgfältig prüfen und testen. Gelenke, Kapseln und Bänder sind in besonderem Maße mechanischen Belastungen bei allen Bewegungen ausgesetzt. Diesen Umstand machen wir uns für die folgenden Tests zunutze. Nacheinander werden nun die Bewegungen, die von der Halswirbelsäule durchgeführt werden können, geprüft. Achten Sie dabei sehr sorgfältig auf Veränderungen und vor allem auf Ihre Symptome (Schmerzen oder Steifigkeitsgefühl). Treten Ihre Symptome bei einer bestimmten Bewegungsrichtung besonders deutlich auf, haben Sie einen wichtigen Hinweis auf Ihre Störung gefunden. Diese Erkenntnisse werden dann in die Auswahl der für Sie wichtigen Übungen einfließen, um daraus ein für Sie effektives Trainingsprogramm zusammenzustellen.

Bei diesen Bewegungstests können quantitative Störungen des Bewegungsausmaßes, qualitative Störungen der Bewegungsdurchführung und der Bewegungskontrolle und Schmerzen vorkommen. Diese Symptome stellen in der Regel Schutzmaßnahmen des Körpers dar, mit denen größere Verletzungen und Schäden am Bewegungsapparat verhindern werden sollen. Normalerweise bleiben diese Schutzmaßnahmen auch nicht für lange Zeit bestehen, sondern werden von unserem Körper (nachdem er das grundlegende Problem beseitigt hat) wieder abgebaut. Sind jedoch hartnäckige und langwierige Funktionsstörungen vorhanden, benötigt unser Körper Hilfe von außen (ärztliche oder physiotherapeutische Hilfe), um diese Störungen effektiv und vor allem komplett beseitigen zu können.

Bewegungseinschränkungen: Zu den Störungen des Bewegungsausmaßes gehören unter anderem Limitationen (Bewegungseinschränkungen) der durchgeführten Bewegungsrichtung. Die Bewegung kann nicht bis zum normalen Ende hin durchgeführt werden, sondern wird vorher durch Schmerz oder häufig auch durch Steifigkeit gestoppt – dabei kommt es auch zu einer Asymmetrie im Seitenvergleich rechts–links. Dieser Bewegungsstopp tritt reflektorisch auf, d. h. Sie haben keine willkürliche Beeinflussungsmöglichkeit. Der Bewegungsstopp ist eine Schutzreaktion Ihres Körpers vor Verletzung.

Bewegungsqualität: Unter Störungen der Bewegungsqualität versteht man Ausweichbewegungen oder Schonhaltungen, die Bewegung läuft nicht „rund" und flüssig ab. Diese Störungen sind etwas feiner abgestuft und häufig auch schwerer zu entdecken. Um diese kleinen Schutzmechanismen bei Bewegungen erkennen zu können, sind ein gutes Körpergefühl und eine sorgfältige Durchführung des Eigentests erforderlich. Zum Beispiel kann es sein, dass Sie Ihren Kopf bei der Beugung nach vorn nicht in einer geraden Bewegung nach unten bewegen können, sondern Sie machen eine unbewusste Ausweichbewegung mit dem Kopf – z. B. eine Drehung nach rechts. Vielleicht dreht auch Ihr Schultergürtel dabei nach rechts.

Schmerzen: Treten während einer Bewegung Schmerzen auf, ist das meist ein Warnsignal vor drohender Verletzung oder Überbelastung. Das ist ein deutliches Stoppsignal, auf das man achten sollte.

Was Sie beachten sollten

Die nun folgenden Testbewegungen eignen sich nur dann zur Eigenuntersuchung, wenn Sie die Bewegungen auch gut durchführen können und keine zu starken Schmerzen entstehen. Sind hingegen die Beschwerden sehr stark, empfiehlt sich dringend ein Arztbesuch zur genauen Diagnostik.

Führen Sie diese Bewegungen stets in derselben Ausgangsposition durch (sitzend oder stehend). Sie sollten sich die Art und Weise, wie Sie die Tests durchführen, gut merken. Diese Bewegungstests werden immer wieder zur Kontrolle der erreichten Veränderungen eingesetzt.

Nur wenn Sie die Tests immer in gleicher Art und Weise durchführen, können Sie sicherstellen, dass die Ergebnisse auch vergleichbar sind, wenn Sie diese Tests später wiederholen. Nur mit vergleichbaren Ergebnissen können Sie kontrollieren, ob sich Ihre Beschwerden durch die Anwendung der ausgewählten Übungen verändert haben.

Treten bei diesen Bewegungen Ihre typischen Symptome auf (also die Symptome, die Sie sonst auch wahrnehmen können), notieren Sie sich dies und entnehmen dem Übungskatalog die Übungsvorschläge zur Verbesserung der betroffenen Bewegungsrichtung der Halswirbelsäule.

Sie können beliebig viele Übungen zu einem Trainingsprogramm zusammenstellen. Letztlich ist es eine Frage der Zeit, die Sie investieren können. Im Normalfall beginnen Sie mit 2–3 Übungen für Ihre Problembewegung und warten den Effekt ab. Führen Sie jede Bewegung nur viermal durch und machen sie jedesmal zwischen 15 und 25 Wiederholungen. Im Laufe des Trainings können Sie gerne weitere Übungen hinzunehmen. Oder Sie können auch Übungen austauschen.

Test 1
Kopf nach vorn beugen

Beugen Sie den Kopf nach vorn unten und bringen dabei das Kinn in Richtung Brustbein (Flexion). Achten Sie darauf, den Nacken dabei lang zu machen. Führen Sie die Bewegung immer langsam und kontrolliert durch, damit Sie jederzeit – beim Auftreten Ihrer Symptome – stoppen können.

Auswertung

Wenn Ihre Symptome beim Kopfbeugen nach vorn stärker werden, könnte dies an einer Verlagerung der Bandscheibe liegen. Denn bei dieser Bewegung wird der Bandscheibenkern nach hinten außen verlagert und kann gegen die Nervenwurzel drücken. Dies führt häufig zu ausstrahlenden Beschwerden in die Schulter-Arm-Hand-Region. Auch kann es dabei zu lokalen Schmerzen in der Nackenregion kommen.

Beim Kopfbeugen finden auch kleine Bewegungen in den Zwischenwirbelgelenken statt, die jedoch meist keine großen Gelenkbelastungen darstellen. Bei gereizten Zwischenwirbelgelenken kann die verstärkte Reibung jedoch zu einer Zunahme der Beschwerden führen.

Wenn Sie bei der Beugung von einer zweiten Person den Abstand Ihres Kinns zum Brustbein messen lassen, haben Sie ein objektives Maß, dass eine gute Vergleichbarkeit bei späteren Tests gewährleistet.

Alles in Ordnung?

Wenn das Kopfbeugen keinerlei Beschwerden wie Schmerzen oder Steifigkeit auslöst, sollten Sie die nachfolgend aufgeführten Anforderungen in den drei Beurteilungskriterien erfüllen können:

Bewegungsausmaß: Sie sollten diese Bewegung so weit durchführen können, dass Ihr Kinn Ihr Brustbein berührt oder zumindest dicht daran ist.

Bewegungsqualität: Sie sollten den Kopf in einer geraden Bewegung nach vorn absenken können, ohne nach rechts oder links abzuweichen. Auch sollte der Kopf oder der Schultergürtel während der Beugung nach vorn nicht nach hinten verdreht werden.

Schmerzen: Im Normalfall sollten Sie keinerlei Schmerzen bei dieser Bewegung empfinden. Schmerzen deuten immer auf eine gefährdende Situation für den Organismus hin (Verletzungsgefahr).

Treten Ihre Symptome bei einer spezifischen Bewegung verstärkt auf, sollten Sie die entsprechenden Bewegungsübungen in Ihr Trainingsprogramm aufnehmen. Zum Beispiel bei verstärkten Symptomen bei der Beugung der Halswirbelsäule sollten Sie spezielle Übungen integrieren, die die Beugung verbessern.

» Beugen Sie Ihren Kopf langsam und gerade nach vorn, so weit, wie es geht.

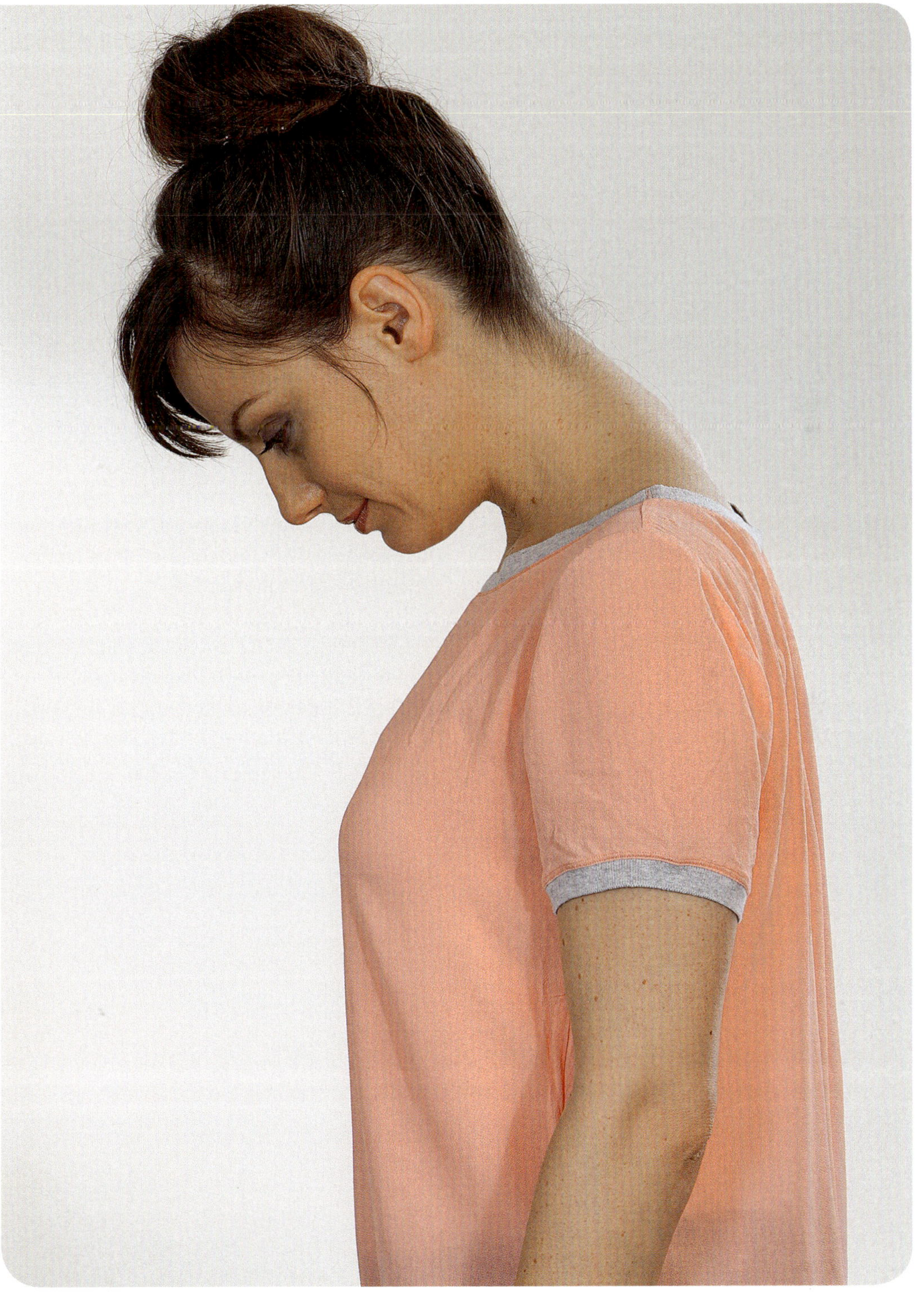

Test 2
Kopf nach hinten strecken

Strecken Sie den Kopf nach hinten oben und bringen dabei das Kinn vom Brustbein weg (Extension). Achten Sie nun darauf, den Hals lang zu machen. Führen Sie die Bewegung immer langsam und kontrolliert durch, damit Sie jederzeit – beim Auftreten Ihrer Symptome – stoppen können.

Auswertung

Werden Ihre Symptome bei dieser Bewegung stärker, kann dies ein Zeichen für gereizte Wirbelgelenke und verspannte Muskeln sein. Denn es finden Bewegungen in den kleinen Wirbelgelenken statt, die bei dieser Belastung Symptome auslösen können. Auch verspannte Muskeln können dabei durch verstärkten Druck schmerzhaft werden.

Nehmen die Symptome dagegen ab, kann dies an der Entlastung der Bandscheibenstrukturen liegen. Denn die Bandscheibenkerne werden bei der Bewegung nach vorn verlagert, was oft zu einer Entlastung der Nervenwurzel führt und hier bestehende Symptome reduzieren kann.

Alles in Ordnung?

Ihre Kopfstreckung ist nicht eingeschränkt, wenn die folgenden drei Punkte erfüllt sind:

Bewegungsausmaß: Sie sollten diese Bewegung so weit durchführen können, dass Ihre Gesichtsebene in einem 45°-Winkel zum Boden oder zur Decke steht.

Bewegungsqualität: Sie sollten den Kopf in einer geraden Bewegung nach hinten bewegen können, ohne nach rechts oder links abzuweichen. Auch sollte der Kopf während der Neigung nach hinten nicht nach rechts oder links verdreht werden.

Schmerzen: Im Normalfall sollten Sie keinerlei Schmerzen bei dieser Bewegung empfinden. Schmerzen deuten immer auf eine gefährdende Situation für den Organismus und eine potenzielle Verletzung hin.

» Strecken Sie Ihren Kopf langsam und gerade nach hinten.

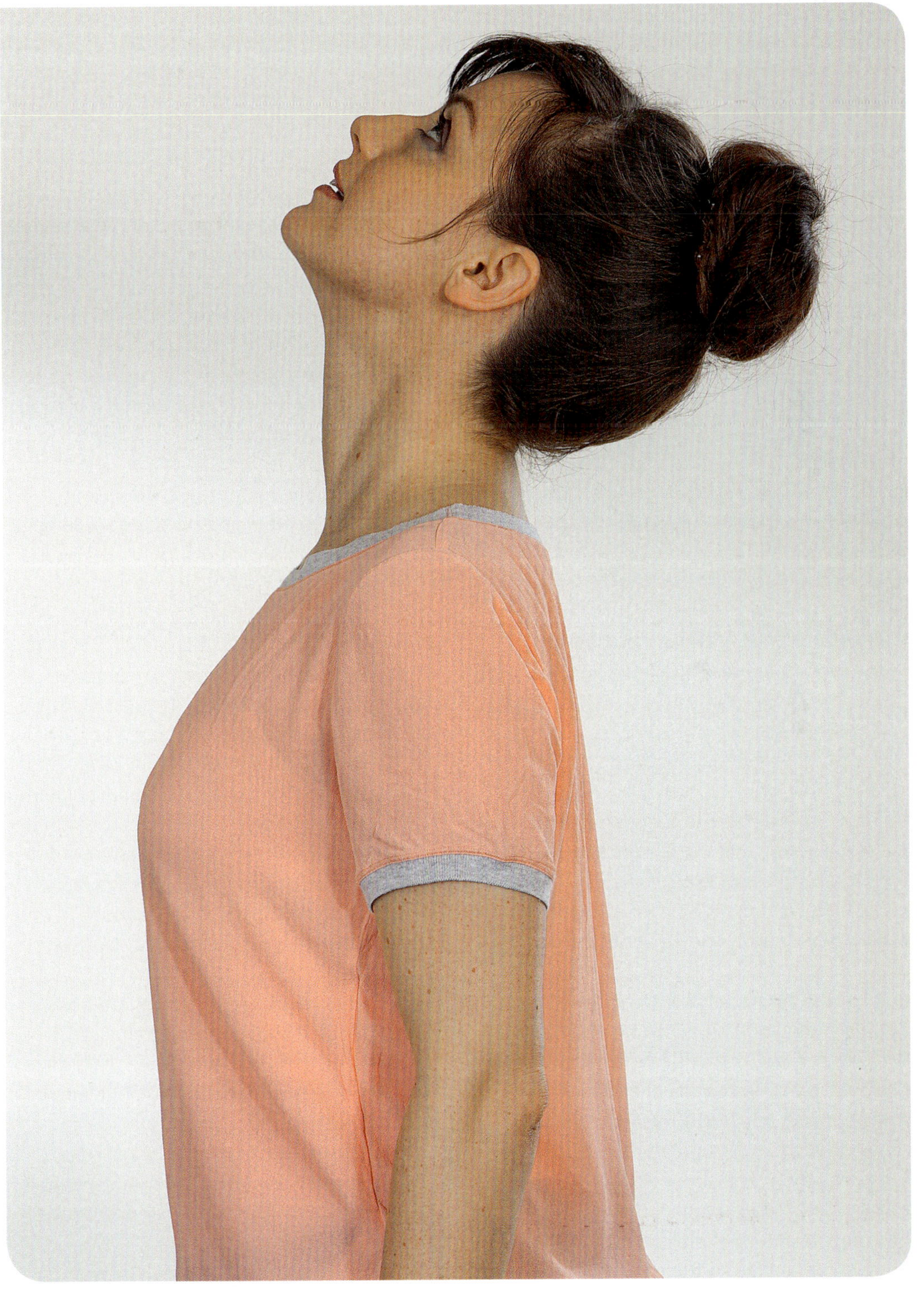

Test 3
Kopfdrehung

Drehen Sie den Kopf nach rechts bzw. links und bringen dabei das Kinn über die Schulter. Achten Sie nun darauf, wie weit Sie das Kinn über die Schulter im Seitenvergleich bewegen können (auf beiden Seiten gleich weit?). Führen Sie die Bewegung immer langsam und kontrolliert durch, damit Sie jederzeit – beim Auftreten Ihrer Symptome – stoppen können.

Auswertung

Bei der Drehung des Kopfes nach rechts und links verändert sich vor allem die Belastungssituation in den Wirbelgelenken. Werden die Symptome bei der Kopfdrehung stärker,

- kann der Verschluss der Wirbelgelenke auf der Gegenseite Probleme verursachen oder
- die Öffnung der Wirbelgelenke auf der Drehseite problematisch sein.

Dabei ist es wichtig, die Beschwerden genau zu lokalisieren: Sind die Symptome eher rechts oder links der Halswirbelsäule? Wenn die Drehbewegung in eine Richtung Beschwerden auslöst, tritt bei der Drehung in die andere Richtung oft eine Erleichterung ein. Für die Bandscheiben treten bei der Kopfdrehung in der Regel keine extremen Belastungen auf. Deshalb können Beschwerden bei Drehbewegungen eher den Wirbelgelenken zugeschrieben werden. Die Bandscheiben reagieren mehr auf Bewegung.

Alles in Ordnung?

Eine normale Beweglichkeit bei der Kopfdrehung erkennen Sie an folgenden Kriterien:

Bewegungsausmaß: Sie sollten diese Bewegung so weit durchführen können, dass der Kopf in beide Richtungen gleich weit nach außen über die Schultern gedreht werden kann.

Bewegungsqualität: Sie können die Drehung ohne Ausweichbewegungen ausführen (den Kopf nicht zur Seite neigen oder nach vorn bzw. hinten ausweichen).

Schmerzen: Sie verspüren bei der Kopfdrehung nach links und nach rechts keine Schmerzen.

Schmerzen beim Kopfdrehen deuten auf eine Gelenkblockade hin

Treten bei diesen Drehbewegungen Beschwerden auf, so sind sehr wahrscheinlich die kleinen Wirbelgelenke betroffen. Die Drehbewegungen der Halswirbelsäule bringen vielfältige Bewegungsveränderungen für die einzelnen Bauelemente. Bei aufrechtem Nacken während der Drehbewegung, wird die Bandscheibe nicht sonderlich belastet. Der größere Belastungsdruck kommt in den Zwischenwirbelgelenken zustande. Dies ist ein erster Fingerzeig in der Untersuchung:

- Sind die Beschwerden bei der Drehbewegung nach rechts oder links am stärksten, ist es sehr wahrscheinlich, dass die Störung in den Zwischenwirbelgelenken lokalisiert ist.
- Ist im Gegensatz dazu die Beuge- oder Streckbewegung am schmerzhaftesten, ist eher von einer Bandscheibenproblematik auszugehen.

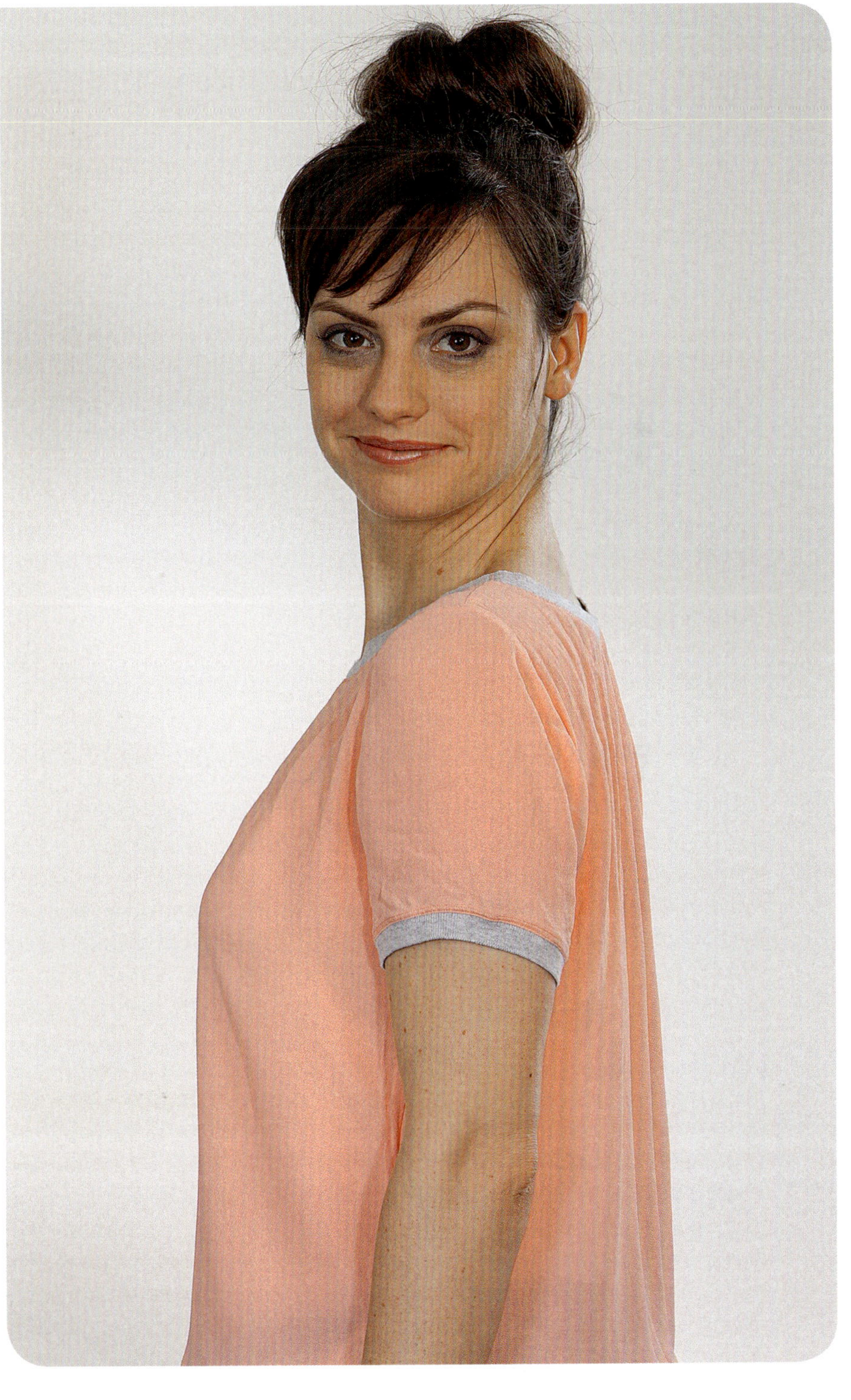

» Drehen Sie Ihren Kopf langsam nach rechts und dann nach links.

Test 4
Seitneigung

Neigen Sie Ihren Kopf zur rechten und dann zur linken Seite und bringen dabei das jeweilige Ohr in Richtung Schulter. Achten Sie dabei darauf, ob Ihr Ohr auf beiden Seiten in etwa denselben Abstand zur Schulter hat.

Auswertung

Bei der Seitneigung des Kopfes werden die Wirbelgelenke der Halswirbelsäule einer Bewegungsbelastung ausgesetzt und die Bandscheibenkerne zur Gegenseite verlagert:

- Eine verstärkte Gelenkbelastung findet auf der Seite statt, zu der Sie den Kopf neigen.
- Dabei wird die Bandscheibe leicht auf die Gegenseite verlagert: Hier kann der Bandscheibenkern auf die Nervenwurzel drücken und Beschwerden verursachen.
- Auch die Gelenkkapsel wird verstärkt auf der Gegenseite gespannt und belastet.

Wenn Ihre Symptome beim Kopfneigen nach rechts auf der rechten Seite stärker werden, könnte das an gereizten Wirbelgelenken der Halswirbelsäule auf der rechten Seite liegen. Es könnte ebenfalls oder zusätzlich an Gelenkkapseln oder verspannten Muskeln auf dieser Seite liegen.

Falls dagegen beim Kopfneigen nach rechts Ihre Symptome auf der linken Seite – also der Gegenseite – zunehmen, spricht dies für eine ungünstige Verlagerung der Bandscheibe. Eine Erleichterung der Symptome kann manchmal durch die Gegenbewegung – in diesem Fall eine Seitneigung des Kopfes nach links – erreicht werden. Prüfen Sie immer beide Richtungen und bewerten Sie die Symptomveränderungen.

Alles in Ordnung?

Ein normales Bewegungsvermögen beim Kopfneigen lässt sich folgendermaßen beschreiben:

Bewegungsausmaß: Sie sollten diese Bewegung so weit durchführen können, dass Sie Ihre Ohren auf beiden Seitengleich weit in Richtung Schulter bewegen können.

Bewegungsqualität: Sie sollten den Kopf in einer geraden Bewegung seitlich nach rechts und links bewegen können, ohne nach vorn oder hinten abzuweichen.

Schmerzen: Die Testbewegungen sollten schmerzfrei sein.

Der Kopfneigetest lässt viele Rückschlüsse zu

Diese einfachen Testbewegungen sind sehr aussagekräftig, weil dabei links und rechts unterschiedliche Kräfte wirken. Das soll noch einmal am Beispiel der Seitneigung nach links erläutert werden: Hierbei nähern sich die Wirbel auf der linken Seite (also auf der Seite, zu der sich der Kopf hinbewegt) an. Auf dieser Seite entsteht vermehrter Druck auf die Bandscheibe, woraufhin sich der Bandscheibenkern nach rechts verlagert und gegen den Faserring drückt. Auch werden die Zwischenwirbelgelenke auf der linken Seite stärker zusammengepresst und auf der rechten Seite eher vermehrt geöffnet. Dies führt im linken Gelenk zu einem verstärkten Druckeffekt, der die Knorpelfläche verändert und auf das rechte Gelenk wirken stärkere Zugkräfte.

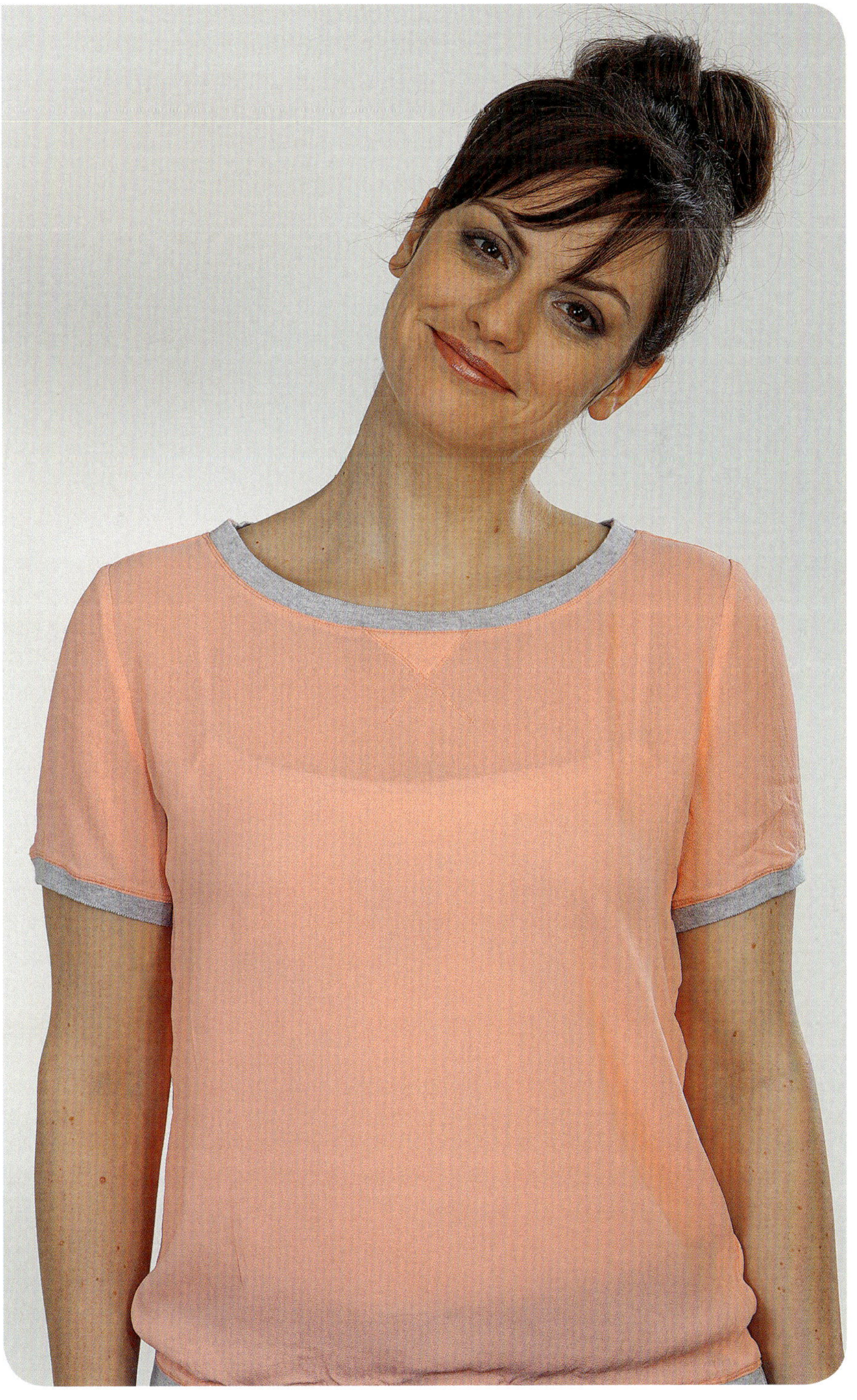

Neigen Sie Ihren Kopf langsam zur rechten Seite, so weit, wie es geht. Dann auch nach links.

Muskeltests

Treten Ihre Nackenbeschwerden nicht nur in einer bestimmten Bewegungsrichtung auf, sondern lassen diese sich zusätzlich noch durch eine erhöhte Muskelaktivität steigern?

Das wird mit den folgenden Tests überprüft. Wenn Sie positiv sind, ist an eine Beteiligung der Muskulatur zu denken. Dann sind spezielle Übungen erforderlich, um die Muskeln bestmöglich zu fordern und zu trainieren. Bei den Muskeltests werden dieselben Bewegungen verwendet, wie Sie bereits bei den vorangegangenen Bewegungstests durchgeführt wurden. Zusätzlich werden in diesen Bewegungen Widerstände für eine gesteigerte Muskelaktivität gesetzt.

Durch einen größeren Widerstand können die Muskeln vermehrt belastet werden. Zusätzlich erhalten Sie eine Information über das Kräfteverhältnis zweier entgegengesetzter Bewegungsrichtungen. In solchen muskulären Ungleichgewichten stecken viele Irritationsmöglichkeiten für den Bewegungsapparat der Halswirbelsäule.

Als mögliche Symptome kann bei den Muskeltests mit auffälliger Schwäche (Kraftlosigkeit) während einer Bewegung, mit verstärktem Schmerz oder auch mit Ausweichbewegungen gerechnet werden. Also – prüfen Sie die Funktionsfähigkeit Ihrer Hals-Nacken-Muskeln sehr sorgfältig und achten Sie besonders auf Veränderungen Ihrer Symptome im Vergleich zu den reinen Bewegungstests. Im Normalfall sollten die Kraftverhältnisse bei entgegengesetzten Bewegungsrichtungen annähernd ausgeglichen sein. Das heißt Beugemuskeln sollten ähnliche Kraftverhältnisse zeigen wie die Streckmuskeln, die Drehung nach rechts sollte ähnlich kraftvoll sein wie die Drehung nach links und nicht zuletzt sollte auch die Seitneigung nach rechts ähnliche Kraftwerte aufzeigen, wie sie auch bei der Seitneigung nach links vorzufinden sind. Stellen Sie dabei auffällige Unterschiede fest, kann dies auch bereits ein Hinweis auf eine gestörte Muskelfunktion sein. Im Normalfall entwickelt unser Körper symmetrische Kräfte und sorgt so für eine ausgeglichene Belastung aller an Bewegungen beteiligten Strukturen. Dieses Gleichgewicht erhält uns unsere Gesundheit.

Test 5
Kraft beim Kopfbeugen und -strecken

Vergleichen Sie als Erstes die Muskelfunktionen Ihrer Beuger mit denen Ihrer Strecker. Sie sollten bei den Tests dieser Muskelgruppen ähnliche Empfindungen wahrnehmen können: keine Schmerzen, annähernd ähnlicher Kraftaufbau und auch möglichst dieselbe Entspannungsfähigkeit.

Beugung: Beim Testen der Kopfbeugung platzieren Sie eine Hand (Faust) unter Ihrem Kinn und legen die zweite Hand an Ihre Stirn. Der Kopf wird nun nach vorn gebeugt und dort gehalten. Nun drücken Sie den Kopf mit beiden Händen wieder nach oben.

Streckung: Sie strecken den Kopf nach hinten und schließen den Mund (leichter Aufbiss). Mit einer Hand halten Sie das Kinn (von oben nach unten) und mit der zweiten Hand gehen Sie an den Hinterkopf. Nun versuchen Sie, Ihren Kopf mit beiden Händen wieder nach vorn zu drücken.

Auswertung

Durch einen größeren Widerstand können die Muskeln vermehrt belastet werden. Zusätzlich erhalten Sie eine Information über das Kräfteverhältnis zweier entgegengesetzter Bewegungsrichtungen. In solchen muskulären Ungleichgewichten stecken viele Irritationsmöglichkeiten für den Bewegungsapparat der Halswirbelsäule. Mögliche Symptome können Schwäche, verstärkte Schmerzen oder Ausweichbewegungen sein.

Beugen Sie Ihren Kopf nach vorn und halten ihn dort, während Sie mit den Händen versuchen, ihn in die Ausgangsposition zurückzudrücken.

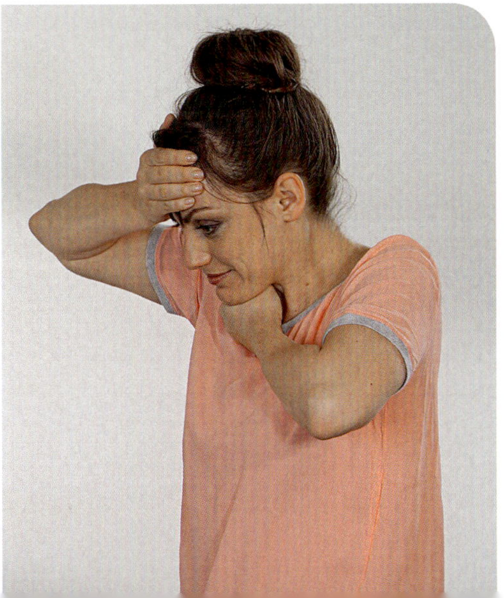

Strecken Sie Ihren Kopf gerade nach hinten/oben und halten ihn dort, während Sie mit den Händen versuchen, ihn in die Ausgangsposition zurückzudrücken.

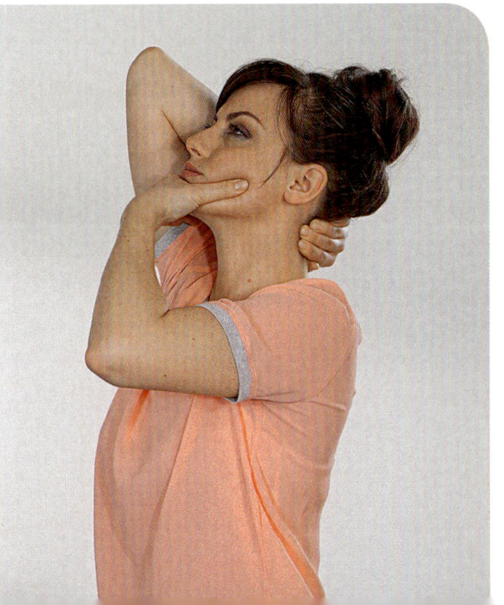

Test 6
Kräftevergleich beim Kopfdrehen

Nun prüfen Sie das Kraftverhältnis beim Kopfdrehen nach rechts im Vergleich zum Kopfdrehen nach links.

Drehen nach rechts: Drehen Sie den Kopf nach rechts. Nun legen Sie Ihre rechte Hand auf das rechte Jochbein (die Wange unter dem Auge), die linke Hand bringen Sie an die linke Seite Ihres Hinterkopfes. Nun drehen Sie mit beiden Händen den Kopf nach links zurück, während die Nackenmuskulatur den Kopf nach rechts gedreht hält.

Drehen nach links: Drehen Sie den Kopf nach links. Nun legen Sie Ihre linke Hand an das linke Jochbein (die Wange unter dem Auge), die rechte Hand bringen Sie auf Ohrenhöhe an die rechte Seite des Hinterkopfes. Nun drehen Sie mit beiden Händen den Kopf nach rechts zurück, während die Nackenmuskulatur den Kopf nach links gedreht hält.

Auswertung

Werden die Symptome allein durch die verstärkte Muskelspannung ausgelöst, kann von einer Beteiligung der Muskulatur als Ursache ausgegangen werden. Die Drehung nach rechts sollte ähnlich kraftvoll sein wie die Drehung nach links.

Drehen Sie Ihren Kopf nach rechts und halten ihn dort, während Sie mit den Händen versuchen, ihn in die Ausgangsposition zurückzudrehen.

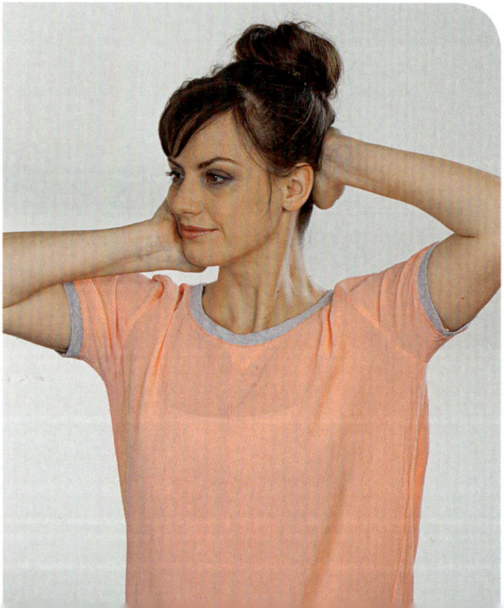

Anschließend machen Sie den Test genauso nach links.

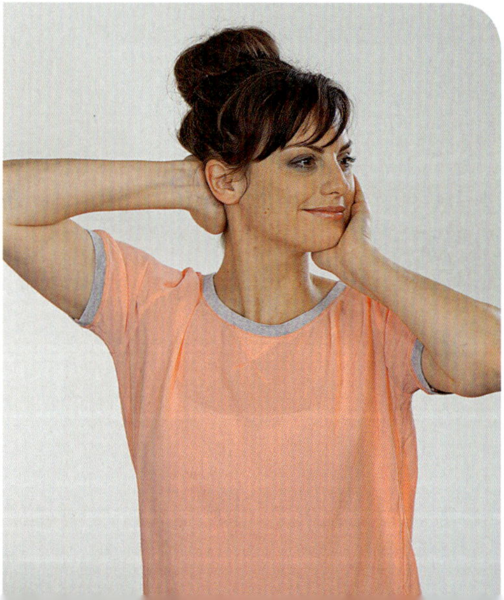

Test 7
Kräfteverhältnis beim Kopfneigen

Als letzten Muskeltest überprüfen Sie bitte die Muskelkraft beim Kopfneigen nach rechts und nach links.

Seitneigung nach rechts: Neigen Sie den Kopf nach rechts. Halten Sie ihn dort, während Sie mit der rechten Hand gegen die rechte Kopfseite pressen und versuchen, den Kopf in die Mitte zurückzudrücken.

Seitneigung nach links: Neigen Sie den Kopf nach links. Halten Sie ihn dort, während Sie mit der linken Hand gegen die linke Kopfseite drücken und versuchen, den Kopf in die Mitte zurückzubringen.

Auswertung

Werden die Symptome allein durch die verstärkte Muskelspannung ausgelöst, kann von einer Beteiligung der Muskulatur als Ursache ausgegangen werden. Die Seitneigung nach rechts sollte ähnliche Kraftwerte aufzeigen, wie sie auch bei der Seitneigung nach links vorzufinden sind. Stellen Sie dabei auffällige Unterschiede fest, kann dies ebenfalls ein Hinweis auf eine gestörte Muskelfunktion sein.

Treten Ihre Symptome also nicht nur in einer Bewegungsrichtung auf (Tests 1–4), sondern lassen sich zusätzlich durch erhöhte Muskelaktivität steigern, ist eine Beteiligung der Muskulatur wahrscheinlich.

Versuchen Sie, den zu rechten Seite geneigten Kopf mit der rechten Hand zur Mitte zu drücken, während Ihre Nackenmuskulatur dagegenhält.

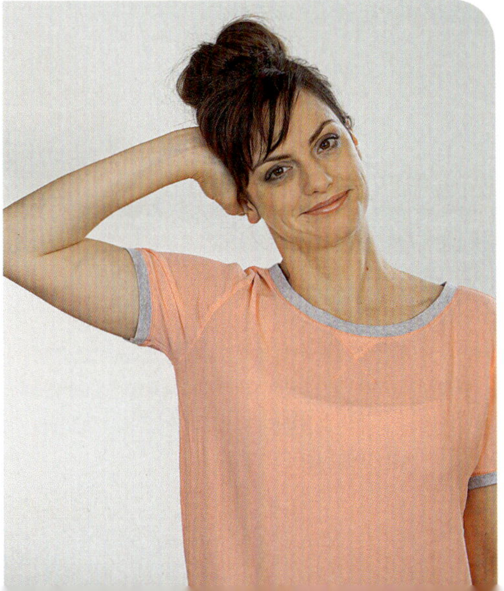

Versuchen Sie, den zu linken Seite geneigten Kopf mit der linken Hand zur Mitte zu drücken, während Ihre Nackenmuskulatur dagegenhält.

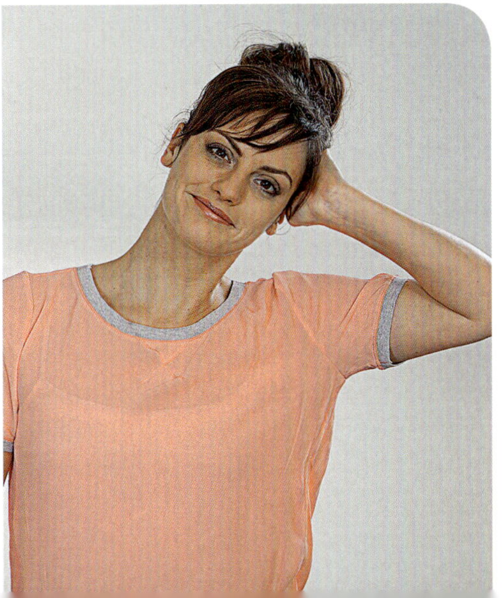

Testen Sie, ob die Nerven betroffen sind

Die Nerven der Halswirbelsäule sind häufig an bestehenden Beschwerden im Schulter-Nacken-Arm-Bereich beteiligt. Die Hauptverdächtigen sind die drei Armnerven.

Die zuständigen Nerven mit der Austrittsstelle an der Halswirbelsäule können durch muskuläre Verspannungen, durch ungünstige Verlagerung der Bandscheibenkerne oder durch Funktionsstörungen der Gelenkmechanik sehr stark gereizt und irritiert werden. Diese Nerven kommen aus der Region 4. bis 7. Halswirbel, verlaufen durch den Schultergürtel und ziehen dann in ihrem Verlauf weiter in den Arm- und Handbereich.

Nervenstörungen können lokale Beschwerden in der Schulter-Nacken-Region oder auch ausstrahlende Beschwerden in den Armen, Händen und Fingern bereiten. Solche Nervenstörungen im Bereich des Nackens machen sich typischerweise durch ausstrahlende Schmerzen oder auch durch Taubheitsgefühle oder Kraftlosigkeit in den Armen oder Händen bemerkbar. Die Ausstrahlungen können einseitig oder auch auf beiden Körperseiten auftreten. Die Kraftlosigkeit in den Armen oder Händen wird sich meist bei typischen Bewegungen oder Aktivitäten zeigen, bei denen die Nerven besonders belastet werden; z. B. wenn Sie sich ein Getränk eingießen, ein Tuch auswringen, die Haare kämmen/föhnen oder auch beim Sport).

Dies sind die typischen Symptome bei Nervenreizungen:

- ausstrahlende Empfindungen oder Schmerzen (Ziehen, Drücken oder auch Schmerz)
- Sensibilitätsstörung (kein Gefühl mehr im Arm oder in der Hand) und Missempfindungen (Kribbeln, pelziges Gefühl)
- Kraftverlust im Arm oder in der Hand

Bei starken Taubheitsgefühlen (z. B. Sie spüren Ihre Hand oder einzelne Finger nicht mehr), deutlichen Bewegungsstörungen (z. B. Sie können den Arm oder auch die Hand nicht mehr kontrollieren oder nicht mehr anheben) ist zwingend der Arzt aufzusuchen. In diesen Fällen muss das Nervensystem auf eine ernsthafte Störung hin untersucht werden.

Wenn bei Ihren Beschwerden ausstrahlende Schmerzen oder Spannungen vorhanden sind, ist eine Beteiligung der Nerven sehr wahrscheinlich. Wird bei bestimmten Bewegungen das Nervensystem unter mechanischen Stress gesetzt, verändern sich die Symptome. Bei zunehmendem Stress auf die Nerven, werden die Symptome deutlich stärker werden und bei einer Entlastung der Nerven reduzieren sich auch meist die Symptome.

Es gilt also, durch gezielte Bewegungen die Spannungstoleranz Ihres Nervensystems zu überprüfen. Dafür werden die entsprechenden Nerven durch spezielle Haltungen leicht gedehnt. Wenn die Nerven gereizt sind, werden dabei Ihre Symptome zunehmen. Die Nerventests sind stufenweise – jeweils in drei Schritten – aufgebaut, um den Stress und die Belastung für das Nervensystem langsam zu steigern. Wenn es sich bei den auftretenden Symptomen genau um dieselben Symptome handelt, die Sie im Alltag plagen und ärgern, dann ist das Nervensystem an diesem Geschehen beteiligt und benötigt Hilfe in Form von speziellen Übungen.

Schmerzbeurteilung

Verwenden Sie zur Beurteilung Ihrer Schmerzen eine Skala von 0–10 vor. 0 entspricht keinem Schmerz und 10 entspricht dem schlimmsten Schmerz, den Sie sich vorstellen können. Natürlich ist die Schmerzskala kein objektives Messinstrument, doch sie ermöglicht Ihnen den Vergleich bei späteren Tests. Ist der Schmerz stärker (höherer Wert) oder schwächer geworden?

Mit der Schmerzskala haben Sie eine Kontrollmöglichkeit für die Effektivität der ärztlichen und physiotherapeutischen Therapie oder für die Wirksamkeit Ihrer Übungen. Beobachten Sie die Entwicklung Ihres Schmerzes vor und nach den Übungen. Vergleichen Sie den Schmerzwert von verschiedenen Tageszeiten, von unterschiedlichen Bewegungen aus der Testreihe oder den Wert vom Beginn der Woche zum Wert am Wochenende. Tragen Sie den jeweiligen Wert in eine Tabelle ein, so haben Sie eine objektive Vergleichsmöglichkeit.

Generell treten Schmerzen am häufigsten bei bestimmten Bewegungen auf. Dabei handelt es sich zumeist um eine Schutzreaktion des Körpers auf eine zu starke mechanische Belastung. Im Bereich der Halswirbelsäule kommt der Drehbewegung (also der Rotation) die größte Bedeutung zu. Bei dieser Bewegung sind die Gelenkstrukturen den stärksten Belastungen ausgesetzt und damit auch am ehesten gefährdet und somit auch dabei eher anfällig für Schädigungen und deren Folgen: nämlich Schmerzen.

Anhand der nummerischen analogen Schmerzskala wird dem Schmerz ein Zahlenwert zugeordnet, um ihn vergleichbar zu machen.

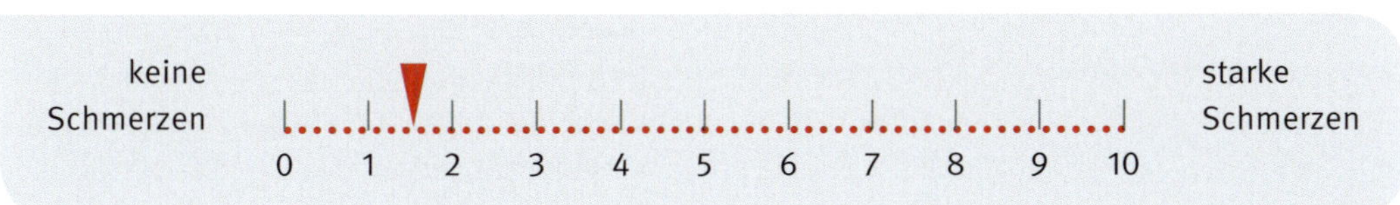

Test 8
Ist der Medianusnerv gereizt?

Führen Sie die Testbewegung sorgfältig und achtsam Schritt für Schritt durch und beachten Sie dabei auftretende Symptome. Stoppen Sie die Bewegung, wenn Sie die ersten Symptome wahrnehmen können, um Ihre Nerven nicht unnötig zu reizen.

Führen Sie die Tests im Seitenvergleich aus und beginnen Sie mit der symptomfreien Seite. Dann testen Sie die Seite, die Beschwerden macht. Wie unterscheiden sich die Empfindungen auf beiden Seiten?

Bei den folgenden drei Teststufen wird der Medianusnerv schrittweise immer stärker gedehnt und auf Spannung gebracht:

1. Schritt: Heben Sie den Arm mit gebeugtem Ellbogen bis auf Schulterhöhe an. Dabei zeigt die gestreckte Hand nach oben, wobei die Handinnenfläche zum Kopf zeigt.

2. Schritt: Nun strecken Sie den Arm im Ellbogengelenk aus, sodass der Arm lang gestreckt ist. Die Handinnenfläche weist nach oben, klappen Sie die Hand noch stärker in die Dehnung, die Finger ziehen dabei nach unten.

3. Schritt: Behalten Sie die Arm- und Handhaltung so bei und neigen zusätzlich noch Ihren Kopf langsam und vorsichtig zur Gegenseite (vom Arm weg).

Auswertung

Treten bei 1., 2. oder 3. Schritt der Testbewegung Ihre typischen Symptome auf, ist eine Beteiligung des Nervensystem als Ursache für Ihre Beschwerden stark anzunehmen. Können Sie diese Beschwerden in der Endposition noch durch eine Seitneigung des Kopfes von der Testseite weg verstärken, erhärtet sich der Verdacht gegen den N. medianus als Ursache.

Vorsicht

Stoppen Sie bei der Empfindung ihrer Symptome sofort die Bewegung. An jeder Stelle der Testbewegung (wenn Symptome aufgetreten sind), können Sie mit der Seitneigung des Kopfes zur Gegenseite überprüfen, ob das Nervensystem reagiert. Werden die Symptome durch die Kopfbewegung stärker, ist das Nervensystem beteiligt.

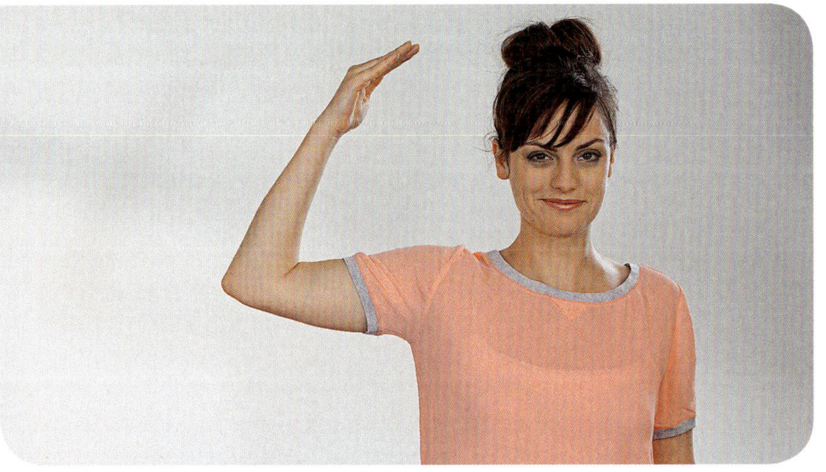

» Erster Schritt des Medianustests: gebeugten Arm seitlich anheben.

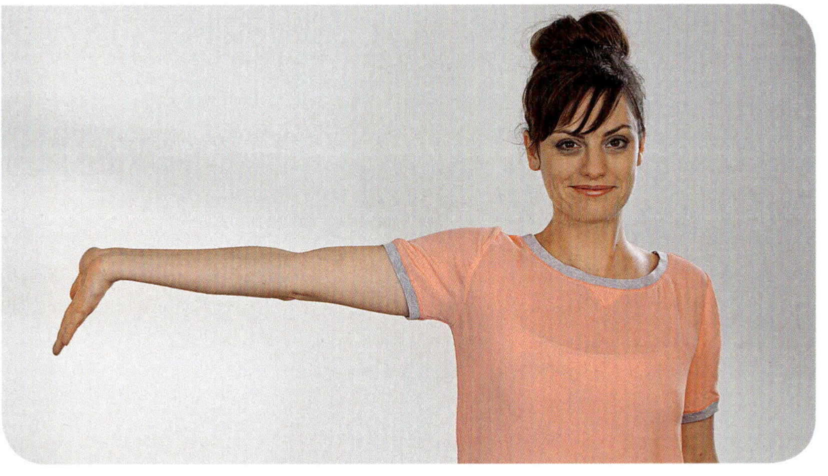

» Zweiter Teil der Testbewegung – Ellbogenstreckung mit Handgelenkstreckung.

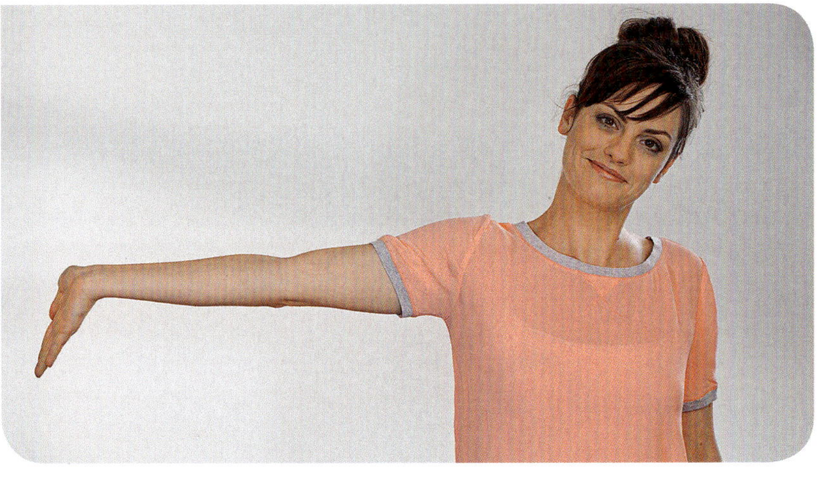

» Neigen Sie jetzt noch den Kopf zur Gegenseite, wird der Medianusnerv maximal gedehnt.

Test 9
Ist der Radialisnerv betroffen?

Mit den folgenden Arm- und Kopfbewegungen können Sie testen, ob der Radialisnerv zu Ihren Nackenschmerzen beiträgt. Machen Sie die Testbewegung langsam und Schritt für Schritt, damit Sie jederzeit stoppen können, wenn sich der Schmerz meldet.

Testen Sie erst auf der schmerzfreien Seite und dann auf der anderen Seite, dann haben Sie eine gute Vergleichsmöglichkeit.

1. Schritt: Lassen Sie Ihren Arm zunächst seitlich am Körper herunterhängen. Nun strecken Sie den Ellbogen und drehen den gesamten Arm nach innen (den Daumen zum Körper hin drehen). Schließen Sie die Finger um Ihren Daumen zur Faust und beugen das Handgelenk an.

2. Schritt: Um den N. radialis noch stärker zu dehnen, bewegen Sie nun noch in dieser Position den gesamten Arm seitlich nach oben und hinten. Spreizen Sie den Arm seitlich ab. Achten Sie dabei darauf, den Ellbogen gestreckt und das Handgelenk gebeugt zu halten.

3. Schritt: In dieser Endposition neigen Sie nun den Kopf langsam und vorsichtig zur Gegenseite (vom Arm weg). Spätestens jetzt würde der Radialisnerv „Aua“ sagen, wenn er gereizt wäre.

Auswertung

Treten zu irgendeinem Zeitpunkt – in einem Testabschnitt – der Testbewegung Ihre typischen Symptome auf, ist eine Beteiligung des Nervensystem als Ursache für Ihre Beschwerden stark anzunehmen. Können Sie diese Beschwerden in der Endposition noch durch eine Seitneigung des Kopfes von der Testseite weg verstärken, erhärtet sich der Verdacht gegen den N. radialis als Ursache.

Vorsicht

Stoppen Sie die Bewegung sofort, wenn Sie einen Schmerz verspüren. An jeder Stelle der Testbewegung (wenn Symptome aufgetreten sind), können Sie mit der Seitneigung des Kopfes zur Gegenseite überprüfen, ob das Nervensystem reagiert. Werden die Symptome durch die Kopfbewegung stärker, ist das Nervensystem beteiligt.

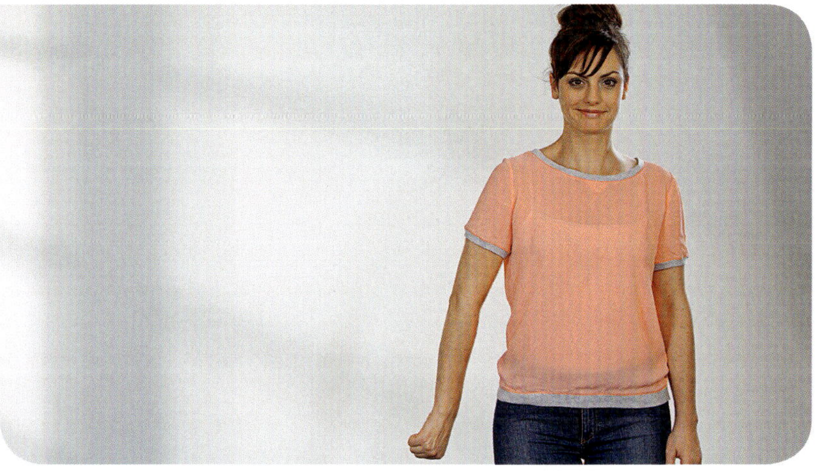

» Erster Teil des Radialistests ist die Innenrotation des Armes, wie im Text beschrieben.

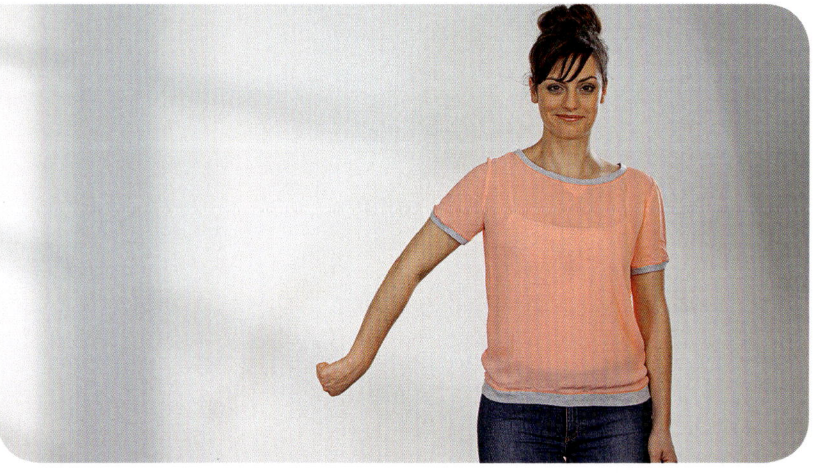

» Weitere Radialisnerv-Dehnung durch das Abspreizen des Arms nach hinten/oben.

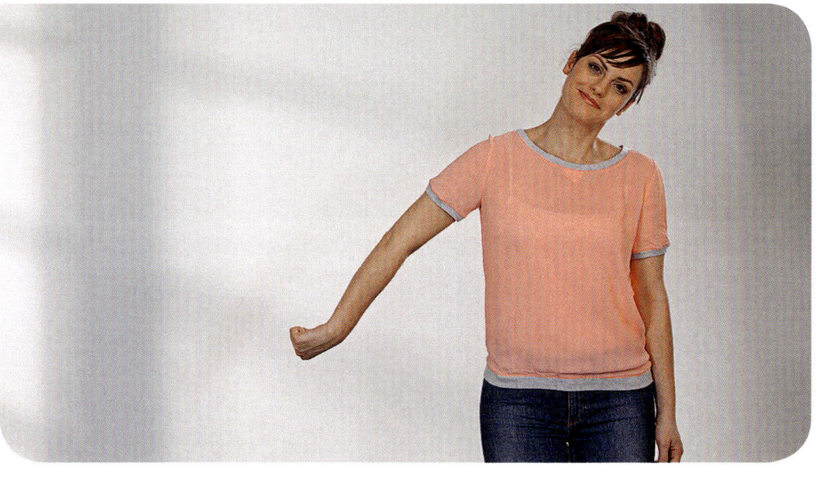

» Neigen Sie jetzt noch den Kopf zur Gegenseite, wird der Radialisnerv maximal gedehnt.

Test 10
Ist der Ulnarisnerv gereizt?

Führen Sie auch den letzten Nerventest für den N. ulnaris sorgfältig und achtsam durch. Stoppen Sie die Bewegung, wenn Sie die ersten Symptome wahrnehmen können, um Ihre Nerven nicht unnötig zu reizen. Führen Sie die Tests im Seitenvergleich aus und beginnen Sie mit der symptomfreien Seite.

1. Schritt: Beugen Sie den Arm im Ellbogen an und klappen die Hand zur Schulter hin, sodass die Handfläche nach oben zeigt.

2. Schritt: Nun führen Sie den gebeugten Arm nach oben, bis der Oberarm sich auf Höhe der Schulter befindet. Ihre Handinnenfläche befindet sich jetzt – verkehrt herum – direkt neben Ihrem Ohr.

3. Schritt: In dieser Endposition neigen Sie nun den Kopf langsam und vorsichtig zur Gegenseite (vom Arm weg).

Auswertung

Treten zu irgendeinem Zeitpunkt – in einem Testabschnitt – der Testbewegung Ihre typischen Symptome auf, ist eine Beteiligung des Nervensystems als Ursache für Ihre Beschwerden stark anzunehmen. Können Sie diese Beschwerden in der Endposition noch durch eine Seitneigung des Kopfes von der Testseite weg verstärken, erhärtet sich der Verdacht gegen die Nerven als Ursache.

Vorsicht

Stoppen Sie bei der Empfindung Ihrer Symptome sofort die Bewegung. An jeder Stelle der Testbewegung (wenn Symptome aufgetreten sind), können Sie mit der Seitneigung des Kopfes zur Gegenseite überprüfen, ob das Nervensystem reagiert. Werden die Symptome durch die Kopfbewegung stärker, ist das Nervensystem beteiligt.

Treten bei diesen Nerven-Testbewegungen Ihre Symptome auf, sollten Sie die speziellen Übungen zur Mobilisation des Nervensystems in Ihr Trainingsprogramm aufnehmen.

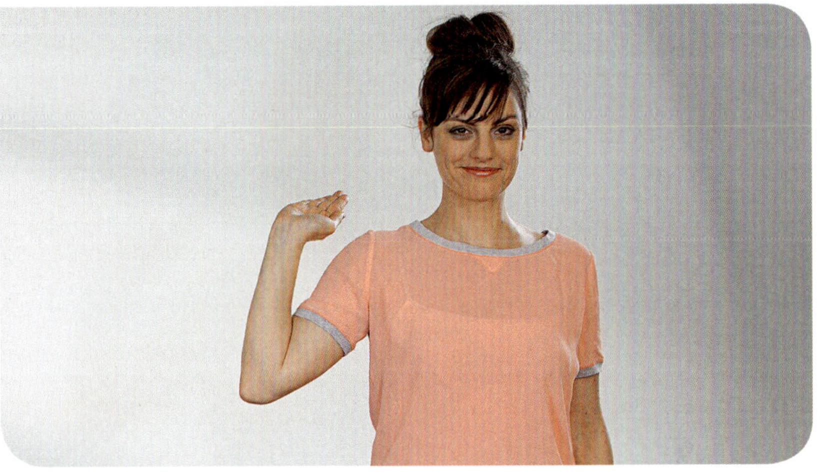

» Ellbogen beugen und die Hand zur Schulter nehmen.

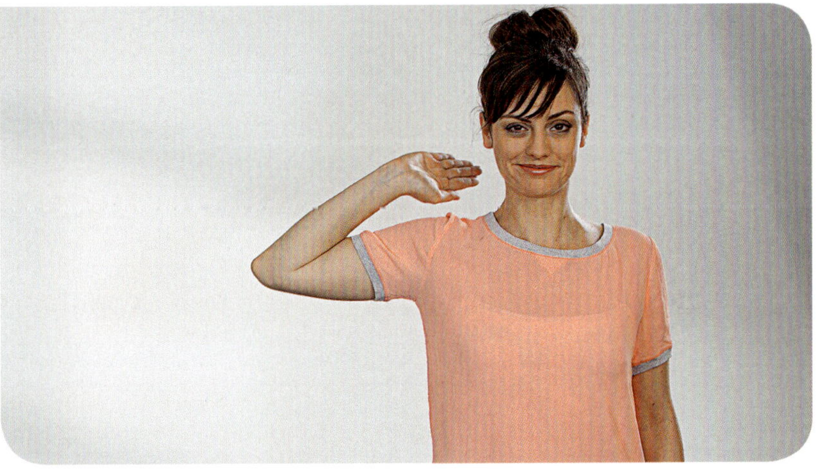

» Ellbogen nach außen anheben und die Hand Richtung Ohr bringen.

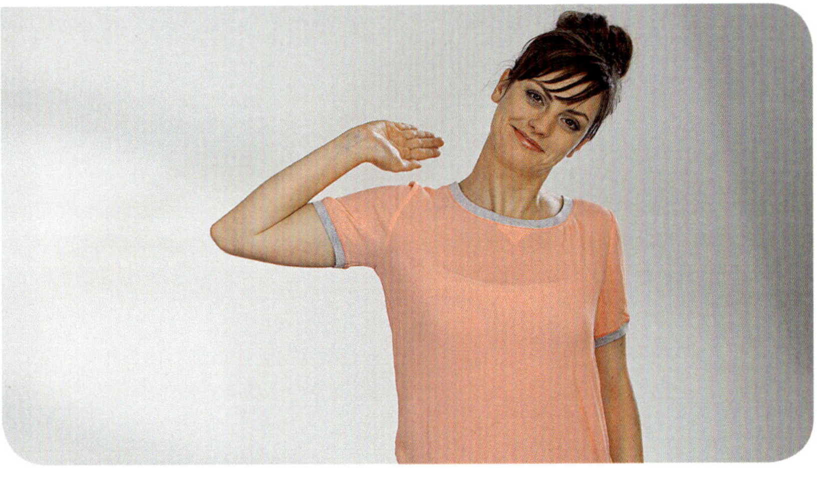

» Den Kopf von der Hand weg zur Seite beugen.

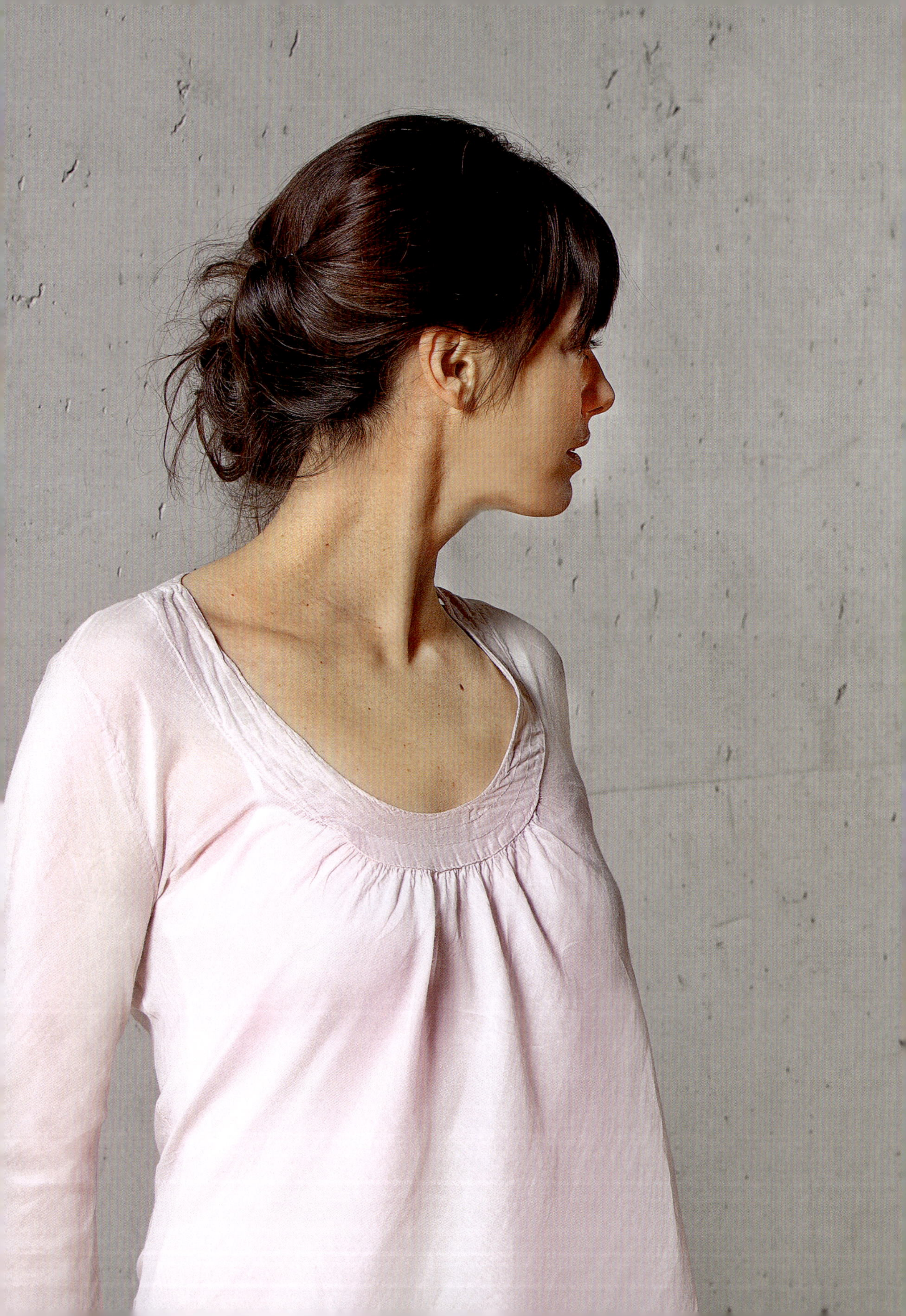

Ihr individuelles Übungsprogramm

Mit den vorgestellten Übungen können Sie nun gezielt Ihren Beschwerden zu Leibe rücken. Allgemeine Ausdauer- und Kräftigungsübungen gehören auch dazu.

So üben Sie richtig

Mit den vorausgehenden Tests haben Sie Ihre Hauptnackenprobleme dingfest gemacht. Wählen Sie nun die entsprechenden Übungen, um schnell schmerzfrei zu werden.

Die nun folgenden Übungen sind durchaus auch mit bestehenden Beschwerden durchführbar. Was Sie dabei für sich klären müssen, sind lediglich folgende Punkte: Wie groß kann ich die Bewegungen bei den einzelnen Übungen machen? Und wie schnell kann ich die Bewegungen, die Übungen durchführen? In welcher Ausgangsstellung kann ich die Übungen für mich sicher und vor allem schmerzfrei bewältigen? Manchmal müssen Sie eine Übung zu Beginn sehr langsam und auch mit einem sehr kleinen Bewegungsausmaß durchführen. Aber Sie ist machbar ...

Anhand der Ergebnisse und Erkenntnisse des Tests konnten Sie Ihre individuelle Schwachstelle lokalisieren und dazu noch herausfinden, mit welcher Bewegung der Halswirbelsäule Ihre Beschwerden verknüpft sind. Diese Informationen fließen nun direkt in die Gestaltung Ihres individuellen Trainingsprogramms ein und ermöglichen so ein gezieltes und vor allem ein sehr effektives Beüben Ihrer gefundenen Schwachstelle. Werfen Sie einen Blick auf Ihren Test-Dokumentationsbogen (Seite 61) und überblicken Sie Ihre Ergebnisse der Tests 1–9. Haben Sie nur eine betroffene Bewegungsrichtung ausgemacht, also entweder Beugung, Streckung, Drehung oder Seitneigung der Halswirbelsäule, sind natürlich auch vorrangig Übungen zu dieser Bewegung sinnvoll und sollten für Ihr Trainingsprogramm entsprechend ausgewählt werden. Zusätzlich können Sie Ihr Trainingsprogramm mit Übungen zu den anderen Bewegungsrichtungen, mit Übungen aus dem Ausdauer- und Kraftbereich und mit einigen Übungen für die Bauchmuskulatur ergänzen.

Haben Sie mehrere betroffene Bewegungsrichtungen, sollten Sie Ihre Ergebnisse nach der Schwere der Betroffenheit sortieren. Der am schlimmsten betroffene Bewegungsbereich wird dabei zuerst mit Übungen zur Verbesserung versorgt. Gefolgt von der zweiten Bewegungsrichtung, dann der dritten Bewegungsrichtung und so weiter. Auf diese Art können Sie jeder symptomatischen Bewegungsrichtung die effektivsten

Übungen zuordnen und aktiv etwas gegen Ihre Beschwerden unternehmen. Ergänzend können noch Bauchmuskelübungen, Kräftigungsübungen und Übungen zur Steigerung der Ausdauerleistung der Rückenmuskulatur in das Trainingsprogramm integriert werden. Somit ergibt sich mit den einzelnen Bausteinen der gezielten Übungen gegen Ihre ermittelten Schwachstellen in Kombination mit Kraft-, Ausdauer-, Koordinations- und Stabilisationsübungen ein umfangreiches und gezieltes Trainingsprogramm für den Rücken und den Nacken.

Welche Ziele haben Sie?

Je nach momentaner Interessenlage verfolgen Sie mit einem Training auch unterschiedliche Ziele. Jemand, der unter akuten Schmerzen leidet, wird mit einem Übungsprogramm andere Ziele verfolgen als jemand, der seine Muskeln stählen und Kraft aufbauen möchte.

Dem Freizeitsportler geht es in erster Linie um die Verbesserung bzw. die Erhaltung seiner Muskelkraft. Auch wird eine gezielte Zunahme der Muskelmasse sowie allgemeiner Fettabbau angestrebt. Eventuell gehören auch Mobilisationsübungen zum Repertoire.

Beim Nackenschmerzgeplagten stehen die Reduktion von Schmerzen, der Aufbau von abgebauter Muskulatur oder die Mobilisation eingeschränkter Beweglichkeit (Mobilität) im Vordergrund.

Das bedeutet, jeder trainiert aus einem anderen Beweggrund heraus und verfolgt damit auch unterschiedlichste Ziele. Motivation hat etwas mit einem Motiv zu tun. Was bedeutet, es sind ein innerer Antrieb und ein Bild vor dem inneren Auge (eine Zukunftsvision dessen, was erreicht werden soll) nötig, um sich selbst zu einem gesundheitsfördernden Verhalten und zu einem gesundheitsfördernden Training zu bewegen. – Man muss etwas verändern wollen. Training bringt in erster Linie eine Veränderung.

Anpassungsreaktionen

Der Einstieg in ein Nackentraining erfordert insbesondere nach längerer körperlicher Inaktivität eine sorgfältige Vorbereitung, vor allem des Stütz- und Bindegewebes. In dieser Phase sollte vor allem ein vorsichtiges und kontrolliertes Training stattfinden, um Überlastungen zu vermeiden. In dieser Phase des Trainings werden Sie durch höhere Wiederholungszahlen und geringere Intensität schonend auf die weiteren Belastungen vorbereitet. Die Gewöhnung an den Umgang mit den Übungen, das Erlernen der korrek-

Mögliche Trainingseffekte

Wenn Sie Ihr Training gezielt planen, können Sie folgende Positiveffekte erzielen:

- Muskelkraft aufbauen und erhalten
- Körperfett reduzieren
- alltägliche Belastung ausgleichen (auch zum Ausgleich der täglichen Belastungen am Arbeitsplatz)
- Abwechslung von Gewohnheitshaltungen und -belastungen
- Schmerzen vermindern
- Beweglichkeit verbessern
- gestörte Körperfunktionen optimieren
- koordinative Defizite beheben

ten Übungsausführung sowie die ersten Anpassungsreaktionen des Organismus stehen hier im Vordergrund. Solche Anpassungsreaktionen sind beispielsweise die Aktivierung des Muskel- und Gelenkstoffwechsels sowie ein besseres Zusammenspiel der Muskulatur, einhergehend mit besserer Aktivierung der Muskulatur ohne nachteilige Gelenkbelastungen. In den ersten Trainingswochen ist es dabei auch wichtig, auf eine verbesserte Kraftausdauer hinzuarbeiten, damit Ihre Muskulatur nicht mehr so schnell ermüdet.

Aufbauphase

In der Aufbauphase können nun sowohl der Umfang eines Trainings (mehr Übungen oder auch längere Übungszeiten) als auch die Intensität des Trainings in Form von mehr Wiederholungen oder mehr Durchgängen von einer Übung gesteigert werden. Dabei wird eine kontinuierliche Anpassung des Organismus gefördert. Hier findet dann auch der gezielte Muskelaufbau statt, der für Sie zu einer stabileren gesundheitlichen Situation beiträgt und immer wiederkehrende Beschwerden auf Dauer effektiv verhindern kann. Kraft stabilisiert.

Stabilisationsphase

Mit dem Erreichen eines höheren körperlichen Kraft- oder Leistungsniveaus gilt es nun natürlich auch, dieses Potenzial langfristig zu erhalten und für Ihre Zwecke zu sichern. Um einem Gewöhnungsfaktor und einem damit häufig verbundenen Motivationsverlust vorzubeugen, ist es jetzt sehr wichtig, das Training etwas variabler zu gestalten. In dieser Phase Ihres Trainings sollten Sie nun damit beginnen, neue Übungen und komplexere Bewegungsabläufe zu integrieren.

Der Einstieg in ein Training orientiert sich an den individuellen Voraussetzungen. Also daran, welche Bedingungen für Sie und Ihr Training anfangs vorherrschen: z. B. Schmerzen im Nacken oder eine bestehende Bewegungsstörung etc. Die weitere Gestaltung Ihres Trainingsprogrammes wird dann im zukünftigen Verlauf maßgeblich von Ihren individuellen Trainingszielen und damit von Ihrer Motivation abhängen. Womit wir wieder bei Ihrem Motiv sind. Sie brauchen ein Leitbild. Stellen Sie sich dazu vielleicht vor, wie Sie zukünftig Ihren Arbeitsalltag ohne Schmerzen bewerkstelligen. Oder wie Sie mehr Freizeitqualität durch eine verbesserte Beweglichkeit bekommen. Suchen Sie Ihre deutlichsten Einschränkungen im Alltag und münzen Sie diese in starke positive Bilder (Motive) um. Das wird Sie weiter bringen, als Sie es sich momentan vorstellen können.

Wie oft, wie viel, wie lange?

Es macht einen gewaltigen Unterschied, ob Sie Übungen gegen eine Schmerzproblematik oder gegen eine Bewegungssteifigkeit zu einem Trainingsprogramm zusammenstellen. Prinzipiell haben Sie verschiedene grundlegende Möglichkeiten, die Durchführung der einzelnen Übungen zu verändern und so einzustellen, dass Sie diese auf Ihre Zielsetzung hin anpassen können. Je nach bestehender Problemstellung muss eine andere Vorgehensweise bei der Übungsauswahl und vor allem auch bei der Durchführung der Übungen erfolgen. Die grundlegenden Möglichkeiten, Übungen zu variieren, sind Veränderungen in den folgenden Bereichen:

Passen Sie Ihre Übungen an Ihre Ziele und Ihren Trainingszustand an

Trainingsziele	Bewegungsausmaß	Bewegungstempo	Anzahl der Wiederholungen
Schmerzreduktion (wichtig bei allen Übungen und Bewegungen: Schmerzkontrolle)	Das Bewegungsausmaß muss so klein gehalten werden, dass bei der Übung keine Schmerzen entstehen. Mit zunehmender Schmerzreduktion kann die Bewegung auch größer durchgeführt werden.	Immer so schnell oder langsam bewegen, dass während der Übung keine Schmerzen entstehen. Mit zunehmender Schmerzreduktion auch schneller.	Eher mit einer niedrigen Wiederholungszahl beginnen (ohne Schmerzreiz), dann langsam steigern (dennoch muss die Bewegung immer schmerzfrei bleiben).
Beweglichkeit verbessern	Um eine Bewegung zu verbessern, müssen Sie in den Bereich hineinbewegen, in dem das Problem besteht. Von da an sollte die Bewegung größer werden, bis das Ende der Bewegungsrichtung erreicht ist	Beginn: langsam Steigerung: schneller	Mit 10–15 Wiederholungen beginnen und dann langsam – an die Leistungsfähigkeit angepasst – steigern (25–40 Wiederholungen).
Ausdauer steigern	Beginn: kleinere bis mittlere Bewegung Steigerung: große Bewegung	Ein langsames Bewegungstempo ist zu Beginn eines Ausdauertrainings zu empfehlen.	18–25 Wiederholungen,steigerungsfähig auf bis zu 100 Wiederholungen
Krafttraining	Beginn: kleine Bewegung Steigerung: größere Bewegung	Beginn: langsam Steigerung: schneller	8–18 Wiederholungen, Steigerung durch höhere Gewichte (z. B. Hanteln) oder durch Wiederstand (z. B. Theraband)
Koordination und Stabilität verbessern	Beginn: klein Steigerung: groß	Beginn: langsam Steigerung: schnell	8–15 Wiederholungen

Bewegungsausmaß: Sie können eine Übungsbewegung mit einem kleinen Bewegungsausmaß (also mit einer kleinen Bewegung) oder mit einem großen Bewegungsausmaß (also mit einer großen Bewegung) durchführen.

Bewegungstempo: Auch können Sie Ihre individuelle Geschwindigkeit bei der Durchführung einer Übung wählen. Zwischen schnell und langsam ist alles möglich, je nach Zielsetzung und bestehendem Problem.

Wiederholungszahl: Sie können von einer Übung – je nach verfolgtem Trainingsziel – viele Wiederholungen machen (Ausdauertraining: 20–50 Wiederholungen) oder entsprechend wenige (z. B. im Krafttraining: 8–18 Wiederholungen).

Anzahl der Durchgänge (Sätze): Aus den Erkenntnissen der Trainingswissenschaften haben sich 3–5 Sätze, also 3–5 Durchgänge mit einer Übung, als sehr effektiv erwiesen. Im Krafttraining liegt die Anzahl der Durchgänge einer Übung bei 3–6 (mit einer Wiederholungszahl von 8 bis maximal 25), im Ausdauertraining sind es eher 1–2 Durchgänge mit einer höheren Wiederholungszahl (25–100 Wiederholungen). Die Belastungsdauer wird im Ausdauertraining auch gern in Minuten angegeben.

Mit den in der Tabelle (Seite 59) beschriebenen Einstellungsmöglichkeiten können Sie jede Übung individuell auf Ihre Bedürfnisse (Ihre momentanen Störungen oder Beschwerden) und Trainingsziele anpassen. Machen Sie sich vertraut mit den Veränderungen von Wiederholungszahl, der Bewegungsreichweite und des Bewegungstempos in Ihrem Trainingsprogramm. Fühlen Sie nach, wie sich diese Anpassungen auf die Übungen auswirken und wie sich auch das Bewegungsgefühl dadurch für Sie verändert.

Ihre individuellen Übungen auswählen

Einzelne Übungen sind stets die Basis für einen effektiven Trainingsplan. Diese Übungen sollten auch immer mit Bedacht und Sorgfalt ausgewählt werden, um gezielt damit am Körper arbeiten zu können und die gefundenen Schwachstellen damit zu verbessern. Planen Sie Ihr Training gezielt. Nur so können Sie eine dauerhafte Verbesserung und Optimierung Ihrer Nackengesundheit erreichen, ohne sich zu überlasten.

Im nun folgenden Übungskatalog werden Übungen mit unterschiedlichen Zielsetzungen aufgezeigt, die auch immer auf einen speziellen Schwachstellenbereich bezogen werden können. Nehmen Sie die Ergebnisse aus Ihrem Bewegungstest als Auswahlhilfe. Die primär wichtigen Übungen für Sie entsprechen der oder den gefundenen Schwachstellen. Wenn Ihnen also die Drehbewegung von Kopf und Nacken mitunter die größten Beschwerden bereitet, sind die entsprechenden Übungen zur Verbesserung der Drehbewegung für Sie die wichtigsten. Diese sollten Sie unbedingt in Ihren Trainingsplan integrieren, den Sie dann auch mit Übungen aus den anderen Kategorien auffüllen. Genauso verfahren Sie mit den anderen Schwachstellen, die Sie durch die Testbewegungen erkannt haben. Nehmen Sie stets die wichtigen „Primärübungen“ für die jeweils gestörte Bewegungsrichtung, die problematischen Muskeln oder die funktionsgestörten Nervenstrukturen als Basis für einen ausgewogenen Trainingsplan. Ergänzen Sie den Plan mit weiteren Übungen.

Test-Dokumentationsbogen

Test	Testergebnis 1 Datum:	Testergebnis 2 Datum:	Testergebnis 3 Datum:
1. Kopf nach vorn beugen (Flexion)			
2. Kopf nach hinten strecken (Extension)			
3. Kopf drehen nach rechts/links			
4. Seitneigung nach rechts/links			
5. Muskeltest 1 (Beugung-Streckung)			
6. Muskeltest 2 (Drehung rechts/links)			
7. Muskeltest 3 (Seitneigung rechts/links)			
8. Nerventest 1 (N. medianus)			
9. Nerventest 2 (N. radialis)			
10. Nerventest 3 (N. ulnaris)			

Was tun bei akuten Nackenschmerzen?

Um akute Schmerzen – zumindest vorübergehend – zu lindern, gibt es einige einfache Tipps, wie beispielsweise den Schmerzreiz durch andere Reize zu überlagern. Hilfreich sind auch entlastende Haltungen.

Schmerzen sind Warnsignale unseres Körpers vor drohender oder bereits erlittener Verletzung und schützen uns vor Überlastungen und damit auch vor weiteren möglichen Schädigungen. Das Empfinden und Wahrnehmen von Schmerzen ist eine komplexe Leistung unserer Sinne und damit unseres Nervensystems. Wird unser Nervensystem durch irgendwelche äußeren Einflüsse oder durch Erkrankungen negativ beeinträchtigt, kann dadurch auch die Schmerzempfindung gestört werden. Die Folge davon wären nicht oder nicht ausreichend, auch zu spät empfundene oder wahrgenommene Schmerzen, was zu einer ausgedehnten Verletzung von körpereigenem Gewebe führen kann. Manchmal kann der Schmerz auch übersteigert empfunden werden. Es ist also durchaus sinnvoll und wichtig, auf Schmerzen richtig zu reagieren.

Schmerzhafte Bewegung vorübergehend vermeiden

Treten Schmerzen bei einer bestimmten Belastung auf, z. B. beim Heben oder Tragen von Gegenständen, tun Sie gut daran, dieses Heben bzw. das Tragen vorübergehend bleiben zu lassen. Zumindest sollten Sie kleinere Gewichte heben oder die Tragetechnik so anpassen, dass die Schmerzen komplett beseitigt oder wenigstens reduziert werden können. Empfinden Sie einen Schmerz bei bestimmten Bewegungen, sollten Sie diese Bewegung vorübergehend vermeiden oder zumindest auf eine andere Art und Weise durchführen. Immer, wenn Belastungen oder Bewegungen einen Schmerzreiz bei Ihnen auslösen, handelt es sich um ein Warnsignal Ihres Körpers. Mit diesem Signal will ihnen Ihr Körper eine Info zukommen lassen, die folgendermaßen übersetzt werden kann: „Mach so weiter und es geht etwas kaputt!“

Wenn Sie also bereits einen akuten Schmerz bei Belastungen oder Bewegungen wahrnehmen, ist entweder schon eine Struktur geschädigt oder kurz davor, geschädigt zu werden. Dann benötigt Ihr Körper spezielle Zuwendung und Hilfen, um mit dieser außergewöhnlichen Situation zurechtzukommen und das Problem für Sie zu lösen. Unser Körper kann verletztes Gewebe heilen und kann lernen, Funktionsstörungen zu beheben. Alles was er dazu braucht, ist ein entsprechendes

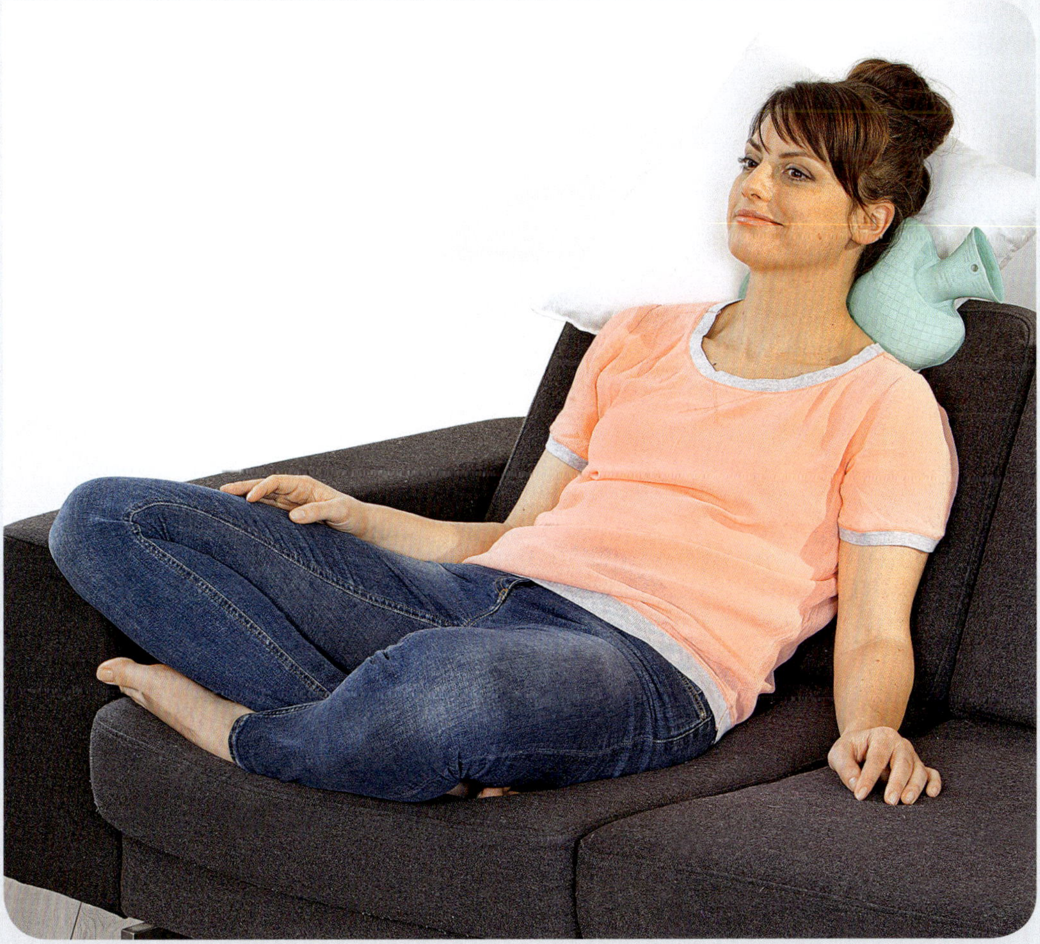

Maß an Zuwendung und Hilfen in Form von Entlastung bei bestimmten Arbeiten oder spezielle Übungen.

Schmerzreiz überlagern

Da Schmerzen Empfindungen sind, die von unserem Nervensystem wahrgenommen werden, besteht darin auch eine Möglichkeit der Beeinflussung von Schmerzen. Schmerzen sind nicht die einzige Sinnesleistung unseres Nervensystems. Neben der Schmerzwahrnehmung ist das Nervensystem auch für andere Empfindungen und Sinneseindrücke zuständig. Dazu gehören das Empfinden und Wahrnehmen von Berührungen (mechanische Reize wie z. B. Druck oder auch Zug), das Wahrnehmen von Bewegungen (Bewegungsreize) und letztlich auch das Fühlen von Temperaturunterschieden (thermische Reize, wie kalt oder warm).

Da unser Körper nicht alle Reize (Schmerz, Berührung, Bewegung, Temperatur) gleichzeitig und im selben Maß empfinden kann, liegt genau darin eine sehr gute und einfache Möglichkeit, die Wahrnehmung für Schmerzreize zu reduzieren, indem die Wahrnehmung gezielt auf andere Empfindungen fokussiert wird. Werden unserem Körper z. B. verstärkt mechanische Berührungsreize angeboten, reduziert sich dadurch die Sinnesleistung für die Schmerzwahrnehmung. Dasselbe kann über Bewegungsreize oder Temperaturreize erreicht werden. Es ist also möglich, Schmerzempfindungen mit anderen Reizen zu überlagern.

Schmerzende Stelle reiben oder massieren

Eine mechanische Überlagerung von Schmerzreizen kann durch einfache Berührung an der Problemstelle stattfinden. Haben Sie sich einmal den Ellbogen angeschlagen? An der empfindlichen Innenseite (dem „Musikantenknochen“)? Nach einem solchen Anschlagen entsteht ein starker Schmerz, häufig mit Ausstrahlungen in Form eines elektrisierenden Gefühls, das bis in den kleinen Finger ziehen kann. Was haben Sie daraufhin gemacht? Viele reiben sich danach intensiv den Ellbogen und den Unterarm. Manche bewegen auch das Ellbogengelenk (Arm schnell beugen und strecken) oder schütteln die Hand aus und der Schmerz lässt nach. Dieser Effekt kann auch bei Nackenschmerzen hilfreich sein. Zugegeben, Ausschütteln wird schwierig, aber es gibt andere Möglichkeiten.

Dazu berühren Sie die Haut, die Muskeln und die Gelenke in der betroffenen Region der Wirbelsäule mit Ihrer Hand. Reiben oder Klopfen Sie dann über die Haut dieses Gebietes mit Hand und Fingern. Dies kann kreisförmig, von oben nach unten oder auch von rechts nach links geschehen. Kneten Sie die Muskeln sanft durch oder heben Sie die Haut vorsichtig etwas ab, bis der Schmerz weniger wird. Es ist eher nicht anzunehmen, dass der Schmerz daraufhin komplett beseitigt sein wird, aber wenigstens für eine bestimmte Zeit nicht mehr so stark im Vordergrund steht und wahrgenommen wird. Es ist also eine erste Hilfe in Richtung Besserung.

Wirbelsäule kontrolliert bewegen

Genauso verfahren Sie mit Bewegungen. Bewegen Sie die Arme so, dass im Nacken oder oberen Rücken der Schmerz nicht zusätzlich gereizt wird. Machen Sie anfangs eher kleine und langsame Bewegungen mit dem Schultergelenk. Das wirkt sich dennoch deutlich auf die Wirbelsäule aus. Häufig ist die Rückenlage dazu am besten geeignet, so haben Sie bestmögliche Kontrolle über Ihre Wirbelsäule und können kontrollierte Bewegungen mit den Schultergelenken durchführen.

Kälte oder Wärme anwenden

Eine ebenfalls effektive Möglichkeit zur Schmerzreduktion stellt die Anwendung von thermischen Reizen dar. Dies kann in Form von Kälte (Eispackung, Gelpack aus dem Kühlschrank) oder in Form von Wärme (Kirschkernsäckchen, Bettflasche, Heizkissen, Rotlichtlampe etc.) geschehen.

Kälte und Wärme haben primär denselben Effekt: Es entsteht eine Mehrdurchblutung an der Stelle, an der die thermischen Reize (Kälte oder Wärme) einwirken. Das ist auch sehr schön an der auftretenden Rötung zu erkennen, die bei beidem, bei Kälte und Wärme, auftritt.

Eine pauschale Empfehlung, ob Kälte oder Wärme für Sie effektiver ist, kann nicht gegeben werden. Probieren Sie einfach aus, welche Form von thermischen Reizen Ihnen in der momentanen Situation am besten hilft.

Sie spüren es sofort, ob Sie eher auf Kälte oder auf Wärme ansprechen.

Lagerung als Hilfe gegen Nacken- und Rückenschmerzen

Selbst bei akuten Rückenschmerzen lässt sich eine Körperhaltung oder eine bestimmte Position finden, in der die Schmerzen nachlassen oder komplett verschwinden. Diese Haltung oder Lagerung muss allerdings erst gefunden werden. Probieren Sie verschiedene Positionen aus: Rückenlage, Seitlage (beide Seiten testen: rechts oder links), oder die Bauchlage. Wenn dies noch nicht den gewünschten Erfolg bringt, nehmen Sie Lagerungsmaterial wie z. B. Kissen oder auch Decken zu Hilfe. Lagern Sie sich bequem mit Kissen unter dem Nacken und dem Becken (in Rücken- oder Bauchlage) oder packen Sie ein Kissen in die Taille und in den Nacken, wenn Sie auf der Seite liegen.

Eine häufig als schmerzlindernd geltende Position ist die Stufenlagerung. Dies ist eine spezielle Form der Rückenlage, mit auf einem Hocker oder auf einem Pezziball liegenden Beinen. So haben die Hüftgelenke und die Kniegelenke etwa einen 90°-Winkel. In dieser Position können die Wirbelsäule als Ganzes und ihre einzelnen Bauteile (Gelenke, Bandscheiben, Nerven und Muskeln) optimal entspannt und entlastet werden. So lassen sich vielfältige Schmerzzustände reduzieren und entlasten. Wichtig ist in diesem Zusammenhang die Lagerung der Nackenregion. Testen Sie verschiedene Kissen: z. B. ein Nackenkissen (mit spezieller Formgebung) oder auch ein normales 80 × 40-cm-Kissen. Sie können auch ein 80 × 80-cm-Kissen einmal in der Mitte zusammenfalten.

Die weiteren dargestellten Übungen haben sich in der Praxis mit Nackenpatienten über die Jahre als äußerst hilfreich und effektiv erwiesen. Dies ist leider noch keine Garantie dafür, dass diese Übungen auch bei Ihnen funktionieren. Aber es ist in jedem Fall einen Versuch wert. Lassen Sie sich von der Effektivität dieser einfachen Übungen überraschen.

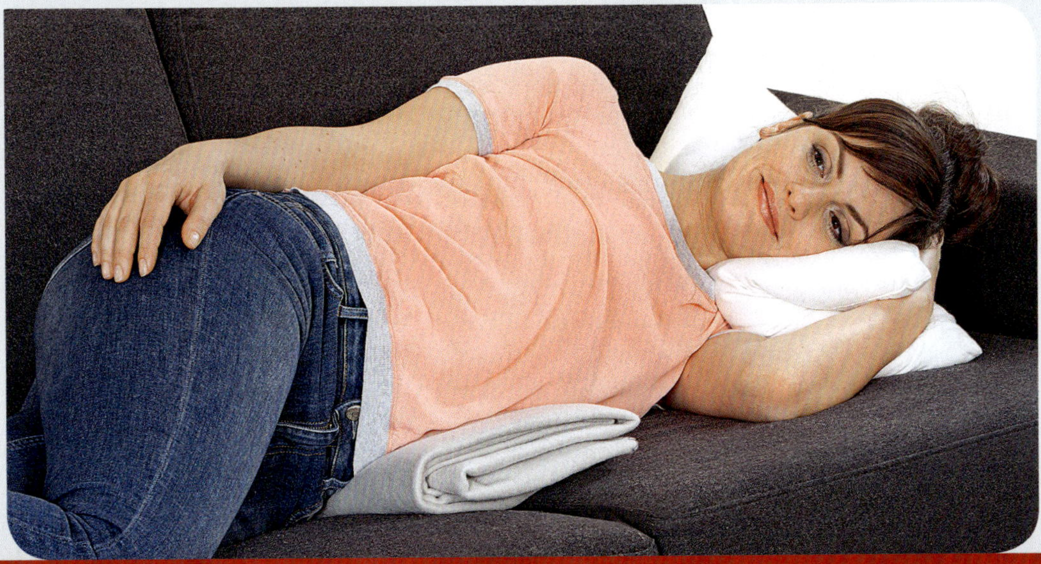

Körpergefühl und Beweglichkeit verbessern

Spüren Sie immer wieder in Ihren Körper hinein: Sitzen Sie unbequem oder schon viel zu lange in einer ungesunden Haltung? Ist Ihr Nacken verspannt oder locker?

Ihre Nackenschmerzen und -bewegungsstörungen bekommen Sie nur in den Griff, wenn Sie Ihre Sensibilität für diesen Bereich erhöhen. Es gilt, Ihr Körpergefühl zu schulen, also die Fähigkeit, einzelne Körperregionen und auch Bewegungen dieser Körperregionen wahrnehmen zu können. Auch das Wahrnehmen und Erkennen von Störungen (also wenn etwas nicht mehr wie gewohnt funktioniert) gehört dazu.

Das Körpergefühl ist demnach eine Fähigkeit zur Wahrnehmung und zum Erkennen der eigenen Körperlichkeit. Nur wenn Sie in der Lage sind, Ihren Körper mit seinen Abschnitten und Bestandteilen und seinen diesbezüglichen Funktionen wahrzunehmen und deren Position zu erkennen, ist es Ihnen auch möglich, z. B. Ihre Körperhaltung langfristig zu verbessern. In jeder individuellen Körperhaltung legen wir selbst fest, welche Belastungen wie stark auf uns einwirken. Wenn wir bewusster mit unserer Haltung umgehen, können wir dadurch auch Belastungen optimieren bzw. reduzieren. Damit können letztlich Schädigungen oder Funktionsstörungen reduziert oder gar verhindert werden.

Die Körpergefühl-Übungen sollen Ihre Aufmerksamkeit auf Ihre Nackenregion lenken und Ihnen dort eine optimierte Kontrolle der normalen Funktionen ermöglichen. Merken Sie sich für einen späteren Vergleich bitte bei jeder Übung Ihren ersten Eindruck in der Ausgangsposition. Spüren Sie nach, wie sich die Haltung für Sie anfühlt: Spannung? Drücken? Ziehen? Seitenunterschied? Dann führen Sie die Übung durch und vergleichen nochmals Ihre Empfindung in derselben Ausgangsstellung wie zu Beginn. Dieser Vergleich ist wichtig für Sie, um herauszufinden, ob sich durch die Übungen die Sie durchführen, auch etwas verändert.

Lernen Sie, Ihren Körper wahrzunehmen und besonders Ihre Nackenregion an Bewegungen und Haltungen anzupassen. Fühlen Sie nach, wie sich dabei das Gefühl, die Wahrnehmung verändert.

Verbessern Sie Ihre Beweglichkeit

Störungen der Beweglichkeit in Form von Steifigkeiten, Bewegungsunfähigkeiten oder einfach einem Schmerz während einer bestimmten Bewegung sind weit verbreitete Bewegungsstörungen. Das beste und einfachste Mittel gegen sogenannte Bewegungsstörungen besteht darin, die gestörte Bewegung durch schonende, aber permanente Bewegung wieder zu verbessern. Dabei kommen einfache Bewegungsübungen zum Einsatz, die in ihrer Bewegungsreichweite, dem Bewegungstempo und in der Ausgangsstellung variabel an unterschiedlichste Beschwerden angepasst werden können.

Drehung

Drehbewegungen des Kopfes und des Nackens sind in unserem Alltag immens wichtig. Wir reagieren nicht nur auf akustische Signale mit einem „Drehen" des Kopfes zur Orientierung und zur Lokalisation der Geräuschquellen, sondern auch beim Autofahren (rückwärts einparken, Wendemanöver etc.) sind wir ohne Drehvermögen der Halswirbelsäule verloren. Nehmen Sie im Bewegungstest Ihre Symptome und Beschwerden bei den Drehbewegungen wahr (Test 3), können Ihnen die Dreh-Übungen gute Dienste erweisen.

Beugung

Beugebewegungen der Halswirbelsäule kommen in unserem Alltag sehr häufig vor und sind unabdingbar für unsere Bewegungs- und Orientierungsfähigkeit. Angefangen beim morgendlichen Aufstehen (Aufrichten aus der Rückenlage), über das tägliche Anziehen (Hosen, Schuhe, Strümpfe etc.) bis hin zum Suchen nach Kleingeld im Portemonnaie oder den Autoschlüsseln in der Handtasche – wir müssen im Alltag immer wieder den Kopf nach unten beugen. Wie oft wir diese kleine Bewegung machen, merken wir erst dann, wenn sie aufgrund von Schmerzen oder Steifigkeit nicht mehr wie gewohnt möglich ist. Haben Sie im Bewegungstest bei der Beugung (Test 1) Störungen oder Beschwerden feststellt, können Sie mit den speziellen Beugeübungen Ihre Beweglichkeit zurückerlangen.

Streckung

Streckbewegungen mit dem Kopf bzw. Nacken kommen meist nicht isoliert in unserem Alltag vor. Vielmehr gewinnen sie an Bedeutung, wenn wir uns aufrichten, etwa aus der Bauchlage morgens beim Aufstehen. Auch bei „Über-Kopf-Arbeiten" benötigen wir diese spezielle Bewegungsfähigkeit unserer Halswirbelsäule und der Kopfgelenke. War in Ihrem Bewegungstest die Streckung der Halswirbelsäule das Problem (Test 2), können Sie mit den Beweglichkeitsübungen für diese Bewegungsrichtung gegensteuern.

Seitneigung

Auch die Seitneigung ist eine wichtige Komponente bei Bewegungen der Schulter-Nacken-Region in unserem Alltag. Meist kommt eine Seitneigung in Kombination mit einer Drehbewegung des Kopfes und der Halswirbelsäule vor. Etwa wenn Sie zum wiederholten Male die in der Wohnung verteilten Spielsachen Ihrer Kinder aufräumen. Hat Ihr Bewegungstest Störungen der Seitneigung offenbart (Test 4), nehmen Sie Übungen zur Verbesserung der Seitneigung mit in Ihr Trainingsprogramm.

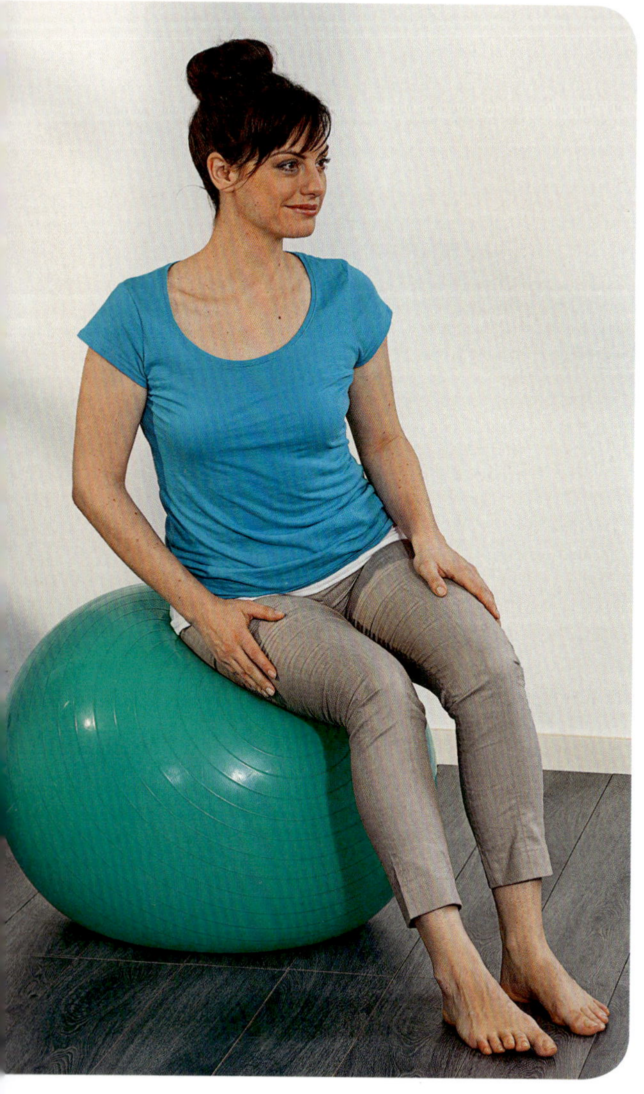

▲ Verlagern Sie Ihr Gewicht. Wann ist der Nacken gerade?

Kopfhaltung im Sitzen

Ausgangsstellung

Setzen Sie sich auf einen Pezziball. Alternativ können Sie auch einen Hocker oder einen Stuhl (auch Schreibtischstuhl) verwenden. Richten Sie nun den Nacken und den Kopf auf.

Durchführung

Verlagern Sie das Gewicht einmal auf die rechte Gesäßhälfte, dann auf die linke Gesäßhälfte. Oder heben Sie im Wechsel ein Bein vom Boden ab. Auch können Sie auf dem Ball nach rechts oder links hin und her rollen. Beachten Sie dabei die aufrechte Haltung des Nackens.

Zu beachten

Jede Veränderung der Körperhaltung bewirkt auch Veränderungen und Anpassungsreaktionen für die Halswirbelsäule. Spüren Sie diesen Zusammenhängen intensiv nach.

Kopfhaltung im Stand

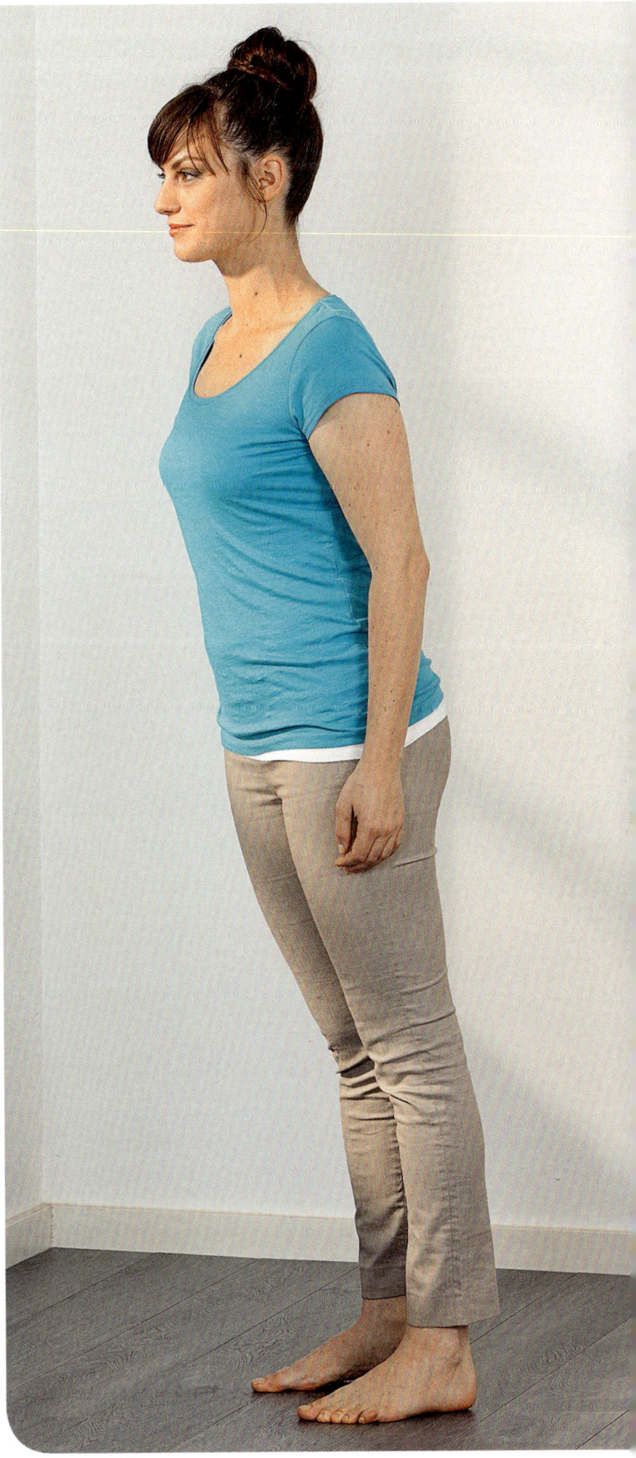

Ausgangsstellung

Stand: Stellen Sie die Füße parallel auf und verteilen Sie das Körpergewicht gleichmäßig auf beide Beine.

Durchführung

Versteifen Sie Ihren Körper (wie ein Brett) und richten den Kopf geradeaus. Nun pendeln Sie mit dem gesamten Körper nach vorn und zurück. Spüren Sie dabei Ihren Nacken. Wie passt sich die Halswirbelsäule (der Nacken) diesen Pendelbewegungen an?

Zu beachten

Beginnen Sie mit kleinen Bewegungen nach vorn und zurück, die Sie mit der Zeit auch gern vergrößern können.

» Wie gleicht der Nacken Ihre Pendelbewegungen aus?

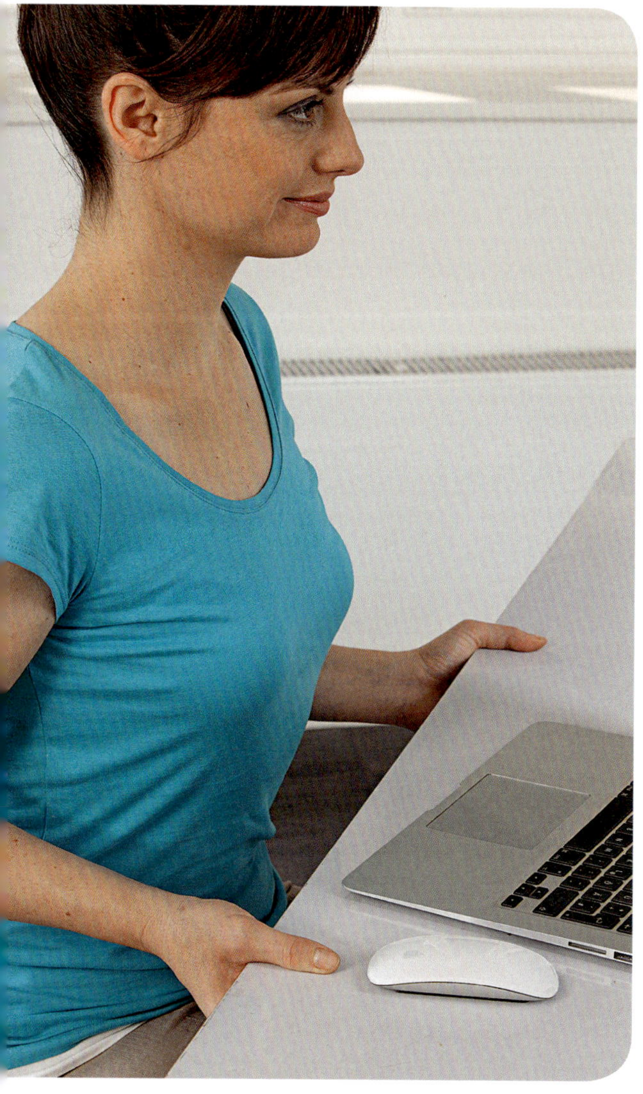

Spüren Sie die aufgebaute Spannung im Arm-, Schulter- und Nackenbereich.

Schreibtisch-Spanner

Ausgangsstellung

Bei dieser Übung experimentieren Sie mit unterschiedlichen Sitzhaltungen und Spannungszuständen im Oberkörper. Sie sitzen an einem Schreibtisch oder auch an einem Esstisch. Beide Füße stehen auf dem Boden und Sie halten sich mit beiden Händen an der Tischplatte fest.

Durchführung

- Nun werden Ihre Hände zu Schraubzwingen, die unverrückbar an ihrer Position bleiben. Bauen Sie dabei Spannung auf, so als wollten Sie den Tisch wie ein Tuch mit Ihren Händen in die Länge ziehen.
- Dann schieben Sie die „fest verschraubten" Hände aufeinander zu, so als wollten Sie die Tischplatte zusammenschieben.
- Die dritte Bewegung zeigt von Ihnen weg: Drücken Sie die Tischplatte von sich weg. Dabei sollten sich aber weder die Hände noch der Tisch bewegen.
- Bei der vierten Variation bauen Sie die Spannung so auf, als ob Sie die Tischplatte zu sich heranziehen wollten.

Zu beachten

Bei dieser Übung werden unterschiedliche Muskelgruppen für die jeweilige Spannungsrichtung benutzt. Jede Spannung bewirkt eine Anpassung der Spannung in der Schulter-Nacken-Region und verändert auch die Kopfhaltung. Achten Sie während der Übungen darauf.

Seepferdchen

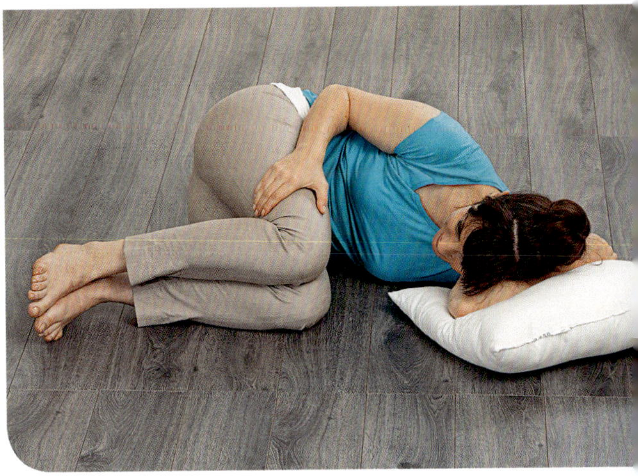

Rollen Sie sich komplett zusammen.

Ausgangsstellung

Während dieser Übung nehmen Sie die entgegengesetzten Körperhaltungen des Einigelns und Ausstreckens wahr. Legen Sie sich dazu auf eine Seite.

Durchführung

Bringen Sie Ihren gesamten Körper in eine gebeugte Position: Beginnen Sie mit dem Kopf, den Sie einrollen (Kinn auf das Brustbein bringen). Diesem folgen die Schultern und der Brustkorb bis hinunter zum Becken. Dann ziehen Sie die Beine heran: Bringen Sie dabei die Oberschenkel ganz nah an den Oberkörper heran. Winkeln Sie auch die Unterschenkel und Füße an. Aus dieser eingeigelten Position wechseln Sie dann in eine gestreckte Position: Entrollen Sie den Kopf und den Nacken, strecken Sie den Brustkorb, atmen Sie dabei tief in die Rippen ein und nehmen Sie die Lendenwirbelsäule ebenfalls in diese Streckung mit.

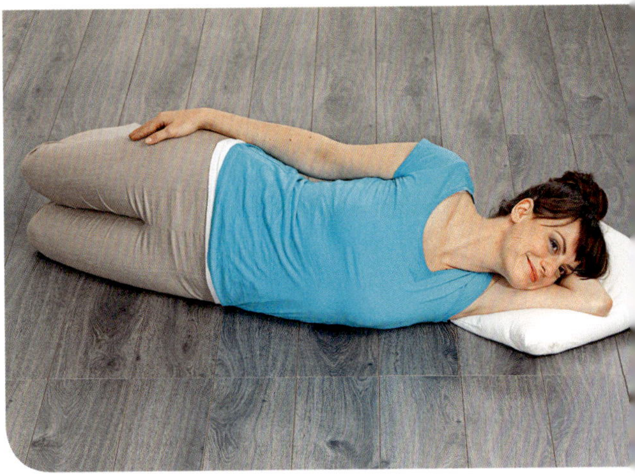

Strecken Sie sich vollständig aus.

Zu beachten

Wechseln Sie zwischen den Haltungen „alles gebeugt“ und „alles gestreckt“. Sie können ein paar Sekunden oder Minuten in jeder Position liegenbleiben und der jeweiligen Körperhaltung nachspüren. Oder Sie bewegen sich direkt wieder in die Gegenrichtung.

Tipp Sie können diese Bewegung auch nur mit dem Kopf und der Schulterregion durchführen.

Kopfnicker in Seitlage

Ausgangsstellung

Legen Sie sich mit gestrecktem Oberkörper und leicht angewinkelten Beinen stabil und bequem auf eine Seite. Betten Sie dann Ihren Kopf auf einem Kissen und Ihrem angewinkelten Arm.

Durchführung

Bewegen Sie den Kopf mitsamt dem Kissen in Beugung. (Dazu muss der Boden glatt sein, damit das Kissen mitrutschen kann.) Dabei nähert sich das Kinn dem Brustbein an. Sie können auch mit einer Hand das Kissen halten und mit dem Kissen die Bewegung unterstützen. Das entlastet die Muskulatur und die Gelenke bei der Beugung. Zudem wirken in Seitlage die geringsten Kräfte auf die an der Bewegung beteiligten Strukturen (Muskeln, Gelenke und Nerven) ein. Für die Rückbewegung bringen Sie den Kopf mitsamt Kissen wieder in die Ausgangsstellung zurück.

Machen Sie vier Durchgänge von dieser Übung mit jeweils 20–25 Wiederholungen.

Zu beachten

Führen Sie die Bewegung zu Beginn langsam und kontrolliert durch.

Die Kopfbeugung in Seitlage ist besonders schonend, da in der Liegeposition kaum Kräfte auf Muskeln, Gelenke und Nerven einwirken.

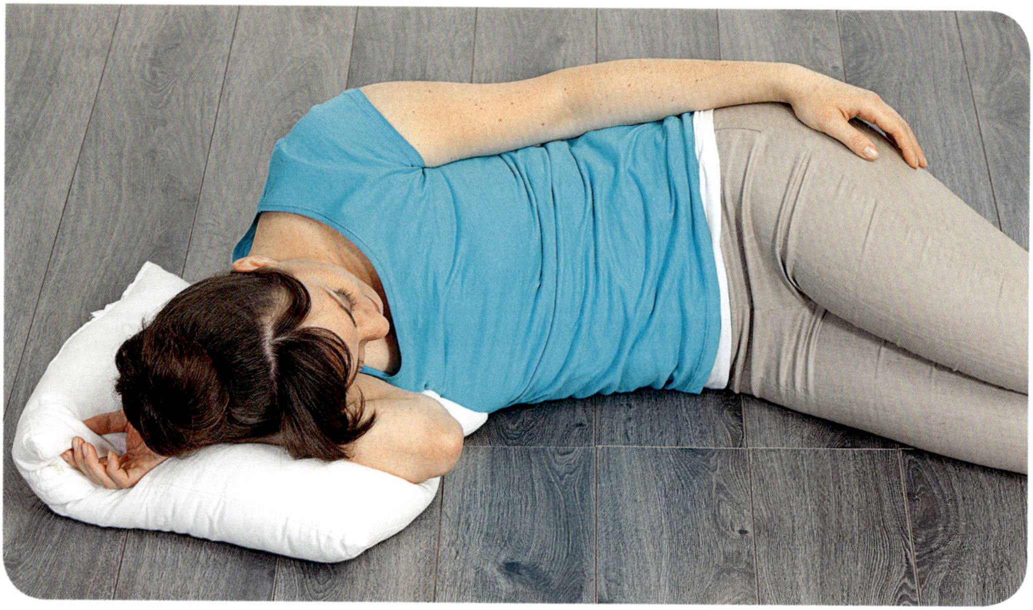

Standnicker

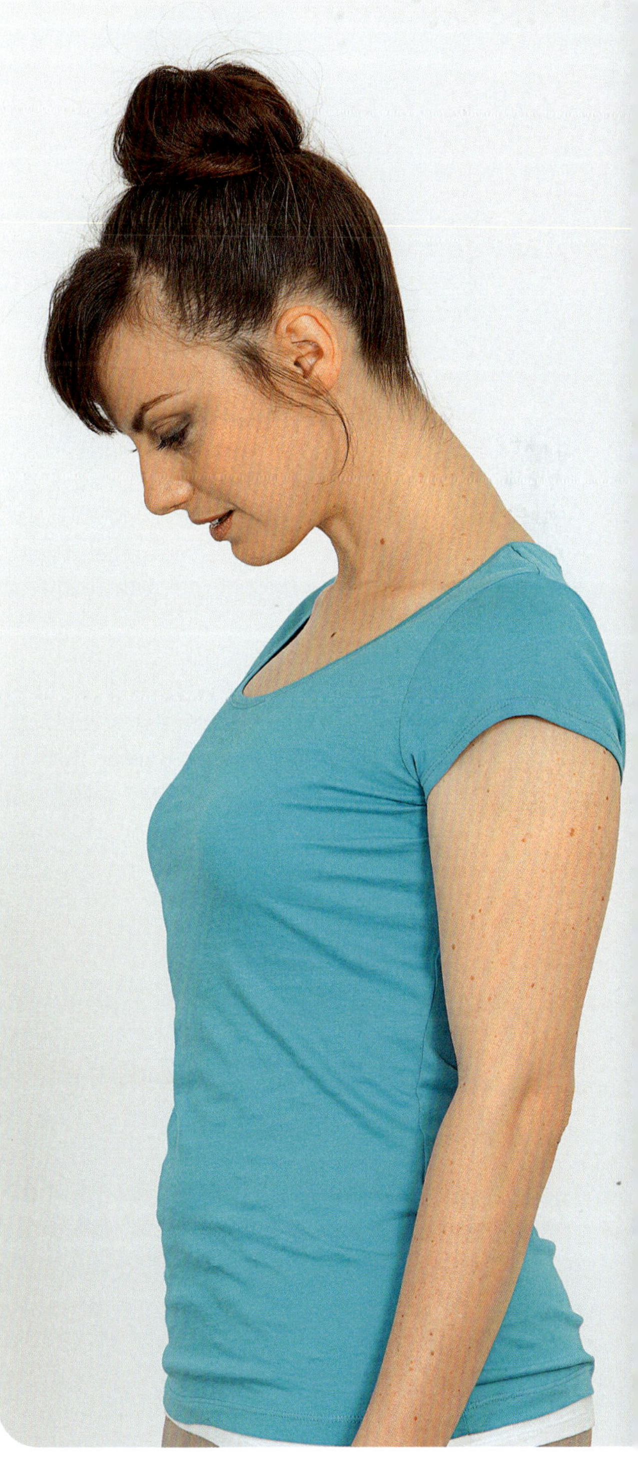

Ausgangsstellung

Sie können diese Übung im Stehen oder auch im aufrechten Sitzen durchführen.

Durchführung

Stellen Sie sich aufrecht hin und beugen den Kopf sanft nach vorn. Sie bringen dabei das Kinn und das Brustbein näher zusammen. Heben Sie den Kopf anschließend wieder in die Ausgangsstellung.

Machen Sie vier Durchgänge von dieser Übung mit jeweils 20–25 Wiederholungen.

Zu beachten

Führen Sie die Bewegung zu Beginn langsam und kontrolliert durch und vermeiden Sie hektische und ruckartige Bewegungen.

Beugen Sie den Kopf langsam und gerade nach vorn. Lassen Sie den Oberkörper dabei aufrecht.

Maikäfer

Ausgangsstellung

Legen Sie sich auf den Rücken und stellen Sie die Beine auf. Die Arme liegen neben dem Körper und die Handflächen ruhen auf den Oberschenkeln.

Durchführung

Heben Sie den Kopf und den Nacken langsam und gerade vom Boden ab, sodass die Schulterblätter nur noch leichten Bodenkontakt haben. Heben Sie nun den linken Arm an und führen ihn ausgestreckt über Ihren Kopf, sodass Oberkörper und Arm eine Linie bilden.

Führen Sie ihn anschließend wieder in die Ausgangslage zurück, heben den rechten Arm in gleicher Weise und strecken ihn in Verlängerung des Oberkörpers über den Kopf und führen ihn zurück auf den Oberschenkel. Legen Sie Nacken und Kopf langsam wieder ab.

Machen Sie vier Durchgänge von dieser Übung mit jeweils 20–25 Wiederholungen.

Zu beachten

Heben Sie den Oberkörper nicht zu weit vom Boden ab. Führen Sie die Bewegungen langsam und kontrolliert aus.

Beugen Sie den Kopf, heben Sie ihn leicht an und mit ihm die Nackenregion. Die Übung sollte nicht zu anstrengend sein.

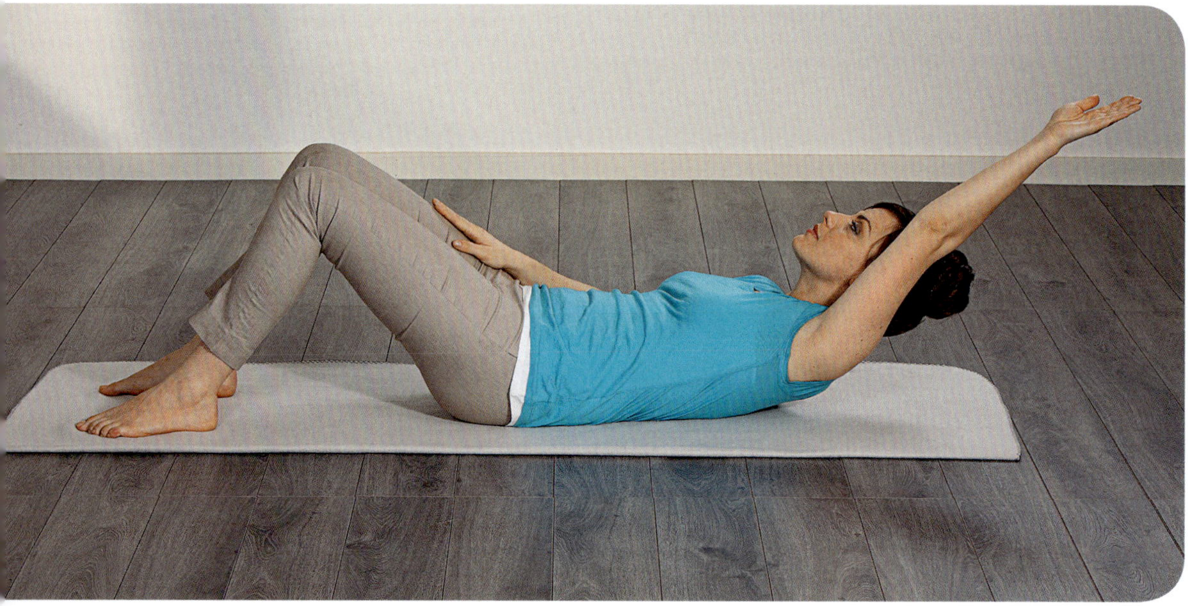

Maikäfer für Fortgeschrittene

Ausgangsstellung

Legen Sie sich auf den Rücken und stellen Sie die Beine auf. Die Arme liegen neben dem Körper und die Handflächen ruhen auf den Oberschenkeln.

Durchführung

Heben Sie den Kopf und den Nacken langsam und gerade vom Boden ab, sodass die Schulterblätter nur noch leichten Bodenkontakt haben. Strecken Sie beide Arme aus, legen die Hände übereinander und ziehen mit beiden Händen nach vorn links am linken Knie vorbei. Legen Sie Nacken und Kopf langsam wieder ab. Dann rollen Sie Kopf und Oberkörper wieder leicht auf und ziehen mit beiden Händen nach vorn rechts am rechten Knie vorbei. Danach legen Sie Nacken und Kopf langsam wieder ab.

Machen Sie vier Durchgänge von dieser Übung mit jeweils 20–25 Wiederholungen.

Zu beachten

Heben Sie den Oberkörper nicht zu weit vom Boden ab und verdrehen Sie ihn nicht zu stark bei der Bewegung. Führen Sie die Bewegungen langsam und kontrolliert aus. Auch wenn die Bauchmuskeln bei der Übung leicht gefordert sind, geht es in erster Linie um die Beugung der Halswirbelsäule.

Heben Sie Kopf und Nacken aus der Rückenlage an und ziehen sich mit gestreckten Armen leicht nach vorn und oben.

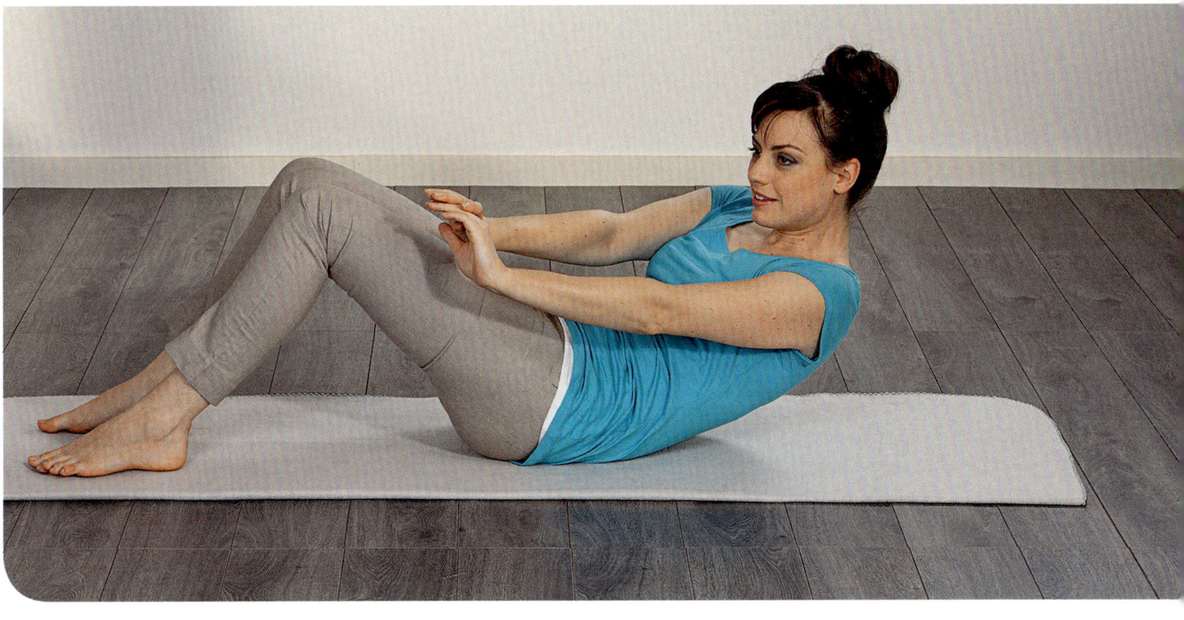

Kopfstrecker in Seitlage

Ausgangsstellung

Legen Sie sich mit gestrecktem Oberkörper und leicht angewinkelten Beinen stabil und bequem auf eine Seite. Betten Sie Ihren Kopf anschließend auf einem Kissen und Ihrem angewinkelten Arm.

Durchführung

Strecken Sie den Kopf nach hinten, indem Sie ihn mit dem Kissen in die Streckrichtung bewegen. Dabei nähert sich der Hinterkopf dem Rücken an. Nehmen Sie das Kissen mit in die Bewegungsrichtung, das reduziert die Bewegungsbelastung immens. (Das funktioniert nur auf einem glatten Boden.)

Machen Sie vier Durchgänge von dieser Übung mit jeweils 20–25 Wiederholungen.

Zu beachten

Führen Sie die Bewegungen langsam und kontrolliert aus.

Die Streckung in Seitlage ist besonders schonend und daher für den Beginn oder bei stärkeren Schmerzen gut geeignet.

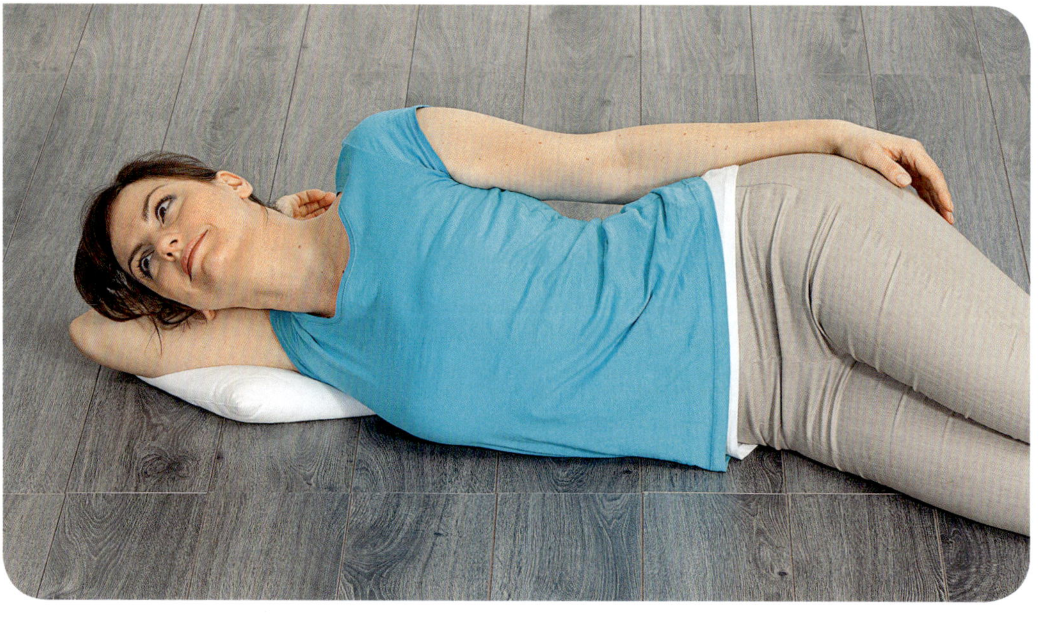

Kopfstrecker im Stand: Giraffenübung

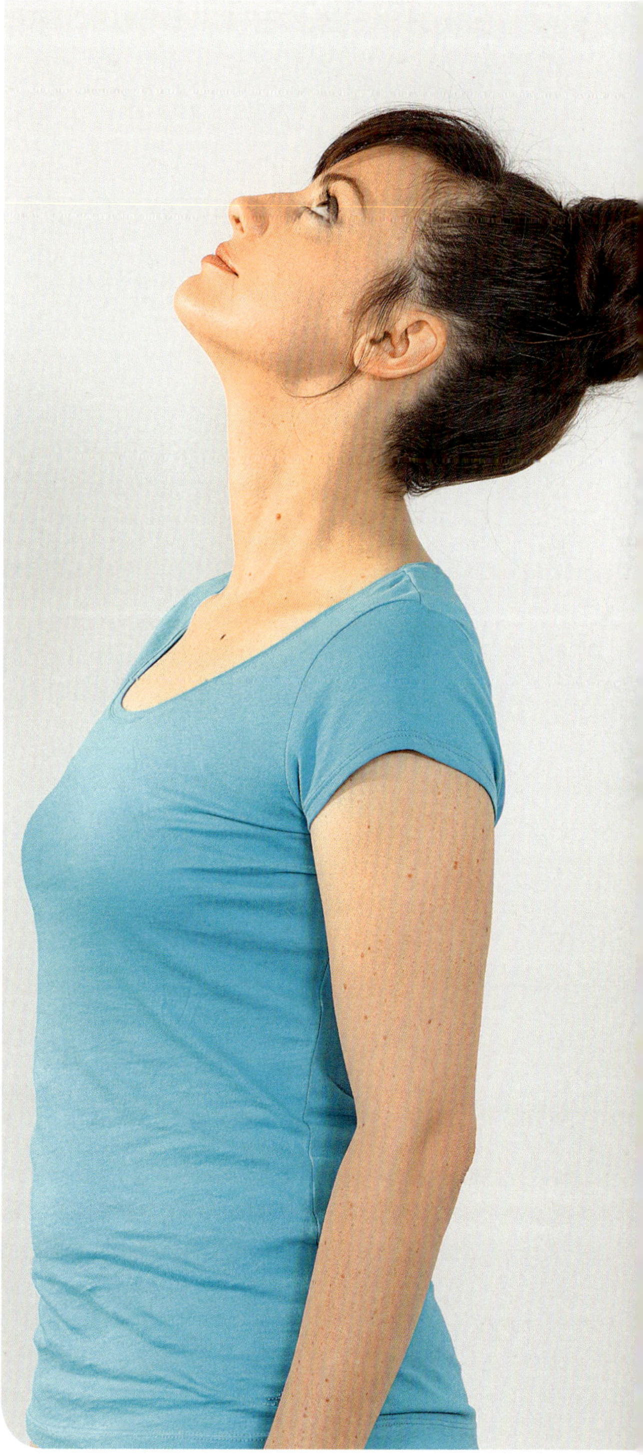

Ausgangsstellung

Stellen oder setzen Sie sich aufrecht hin.

Durchführung

Heben Sie langsam das Kinn und schauen immer weiter nach oben. Ihr Kopf wandert dabei in den Nacken, und Sie strecken Ihre Halswirbelsäule. Stellen Sie sich dazu vor, wie Sie den Hals wie bei einer Giraffe immer länger und länger werden lassen. Anschließend nehmen Sie den Kopf wieder langsam nach vorn und senken das Kinn.

Machen Sie vier Durchgänge von dieser Übung mit jeweils 20–25 Wiederholungen.

Zu beachten

Führen Sie die Bewegungen langsam und kontrolliert aus. Nehmen Sie den Kopf dabei nur so weit nach hinten, wie es für Sie noch angenehm und zu kontrollieren ist.

» Ziehen Sie Ihren Hals richtig lang, während Sie den Kopf in den Nacken nehmen; aber immer nur so weit, wie es Ihnen angenehm ist.

Kopfstrecker in Bauchlage

Ausgangsstellung

Legen Sie sich lang ausgestreckt auf den Bauch, sodass Sie bequem liegen. Ihre Arme verschränken Sie so, dass Sie Ihre Stirn auf Ihre Hände ablegen können.

Durchführung

Aus dieser Bauchlage heraus heben Sie Ihren Kopf ganz leicht von den Händen ab und halten ihn knapp über dem Boden. Achten Sie unbedingt darauf, die Bewegung nicht zu groß zu machen – den Kopf nur so weit anheben, dass die Nasenspitze knapp über dem Boden ist. Nun führen Sie eine kleine Bewegung nach oben durch – weiter in die Streckung. Heben Sie dabei den Kopf nicht mehr als maximal 1 cm weiter an. Legen Sie den Kopf abschließend wieder auf Ihren Händen ab.

Machen Sie vier Durchgänge von dieser Übung mit jeweils 20–25 Wiederholungen.

Zu beachten

Führen Sie die Bewegungen langsam und kontrolliert aus. Achten Sie darauf, Ihren Kopf gerade zu halten und nicht zu verdrehen. Machen Sie eine kleine, aber klare Streckbewegung.

Auch die Kopfstreckung in Bauchlage verbessert die Beweglichkeit der Halswirbelsäule auf schonende Art, wenn Sie den Kopf nicht zu stark anheben.

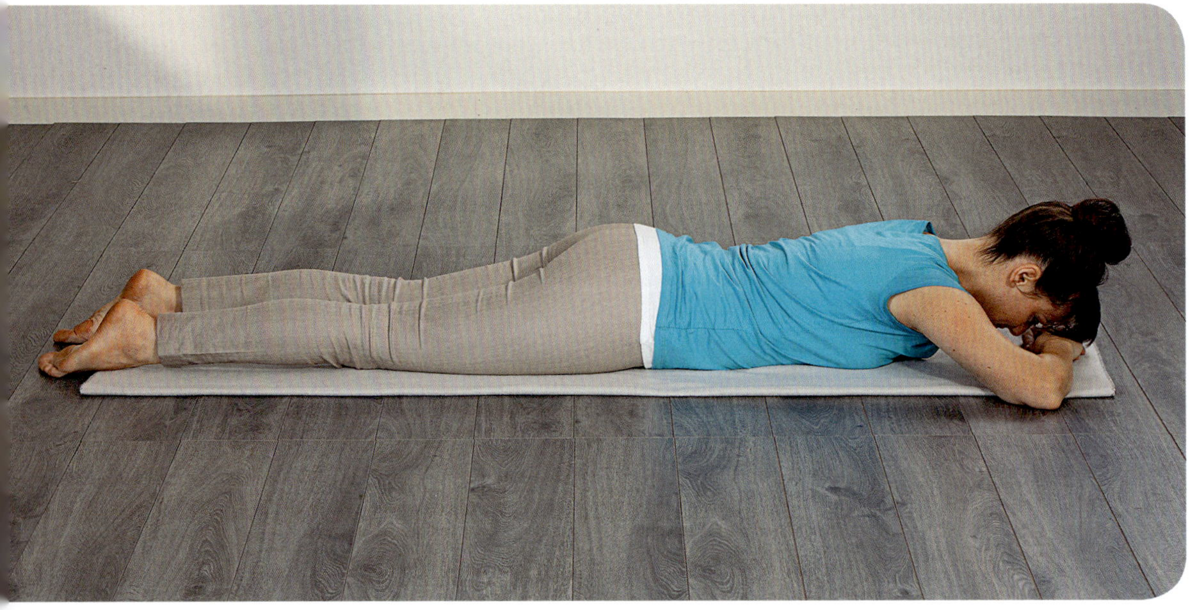

Sphinx

Ausgangsstellung

Stützen Sie sich in Bauchlage auf die Unterarme auf, die Ellenbogen befinden sich unter den Schultergelenken. Das Becken soll dabei unbedingt auf dem Boden liegen bleiben.

Durchführung

Drücken Sie den gesamten Oberkörper nach oben. Schieben Sie Ihren Kopf nach vorn und oben, wie eine Schildkröte, die ihren Kopf aus dem Panzer weit herausstreckt. Haben Sie das Gefühl, die gesamte Wirbelsäule sei an dieser Streckbewegung beteiligt und werde in die Länge gezogen. Heben Sie dabei aber nicht das Kinn zu weit nach vorne an. Der Nacken bleibt lang.

Machen Sie vier Durchgänge von dieser Übung mit jeweils 20–25 Wiederholungen.

Zu beachten

Kontrollieren Sie die Hals-, Nacken- und Kopfposition. Das Kinn sollte immer parallel zum Boden bleiben.

Achten Sie darauf, dass die Hüftknochen den Bodenkontakt nicht verlieren und Sie vor allem die Halswirbelsäule gut in Streckung bringen.

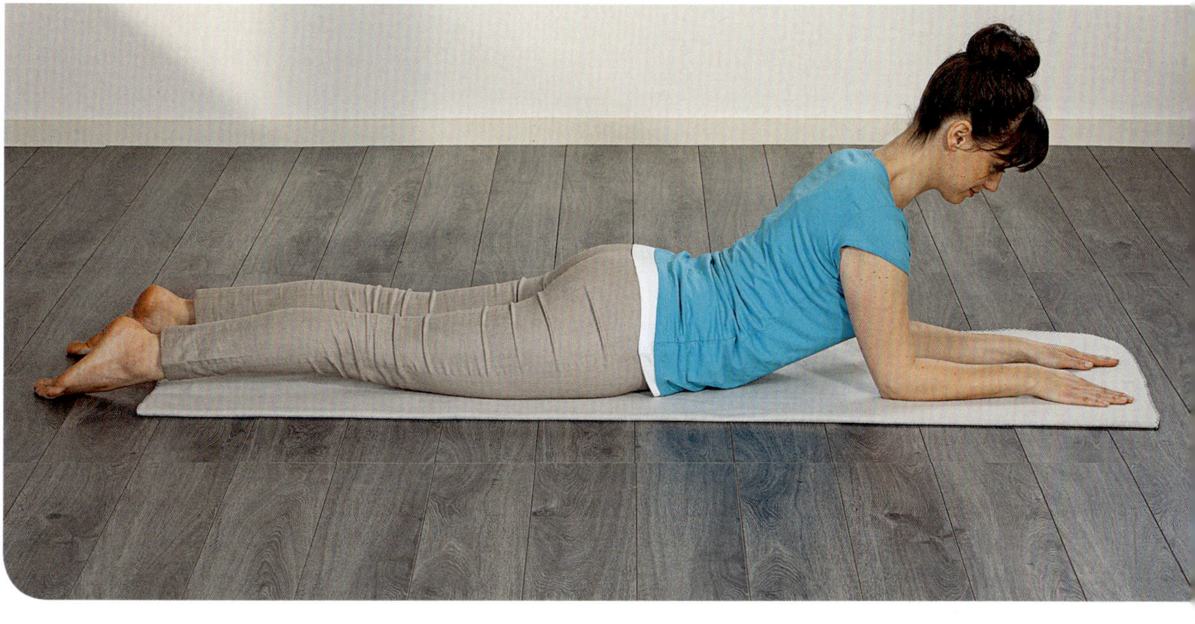

Kopfdreher in Seitlage

Ausgangsstellung

Legen Sie sich mit gestrecktem Oberkörper und leicht angewinkelten Beinen stabil und bequem auf eine Seite. Betten Sie Ihren Kopf auf einem Kissen und Ihrem angewinkelten Arm, dabei umschließen Sie mit der Hand Ihren Nacken.

Durchführung

Drehen Sie den Kopf nun in Richtung Decke. Unterstützen Sie diese Kopfdrehung mit Ihrem Arm und Ihrer Hand im Nacken. Drehen Sie den Kopf in die Ausgangsposition zurück und legen Sie Kopf und Arm wieder ab.

Wiederholen Sie die Übung 20–25-mal. Machen Sie vier Durchgänge mit jeweils einer kurzen Pause dazwischen.

Zu beachten

Durch die Mithilfe des Armes ist die Bewegung etwas limitiert. Dadurch ist sie auch für akute Schmerzzustände geeignet. Hat sich Ihre Beweglichkeit schon etwas verbessert, können Sie den Kopf, auch ohne mit dem Arm mitzuhelfen, drehen. Kontrollieren Sie dabei stets die Nackenposition: Der Nacken sollte aufrecht gehalten werden. Vermeiden Sie es, den Kopf und den Nacken zu weit nach vorn zu schieben.

Diese Übung können Sie durch die Mithilfe des Arms auch bei Schmerzen gut ausführen.

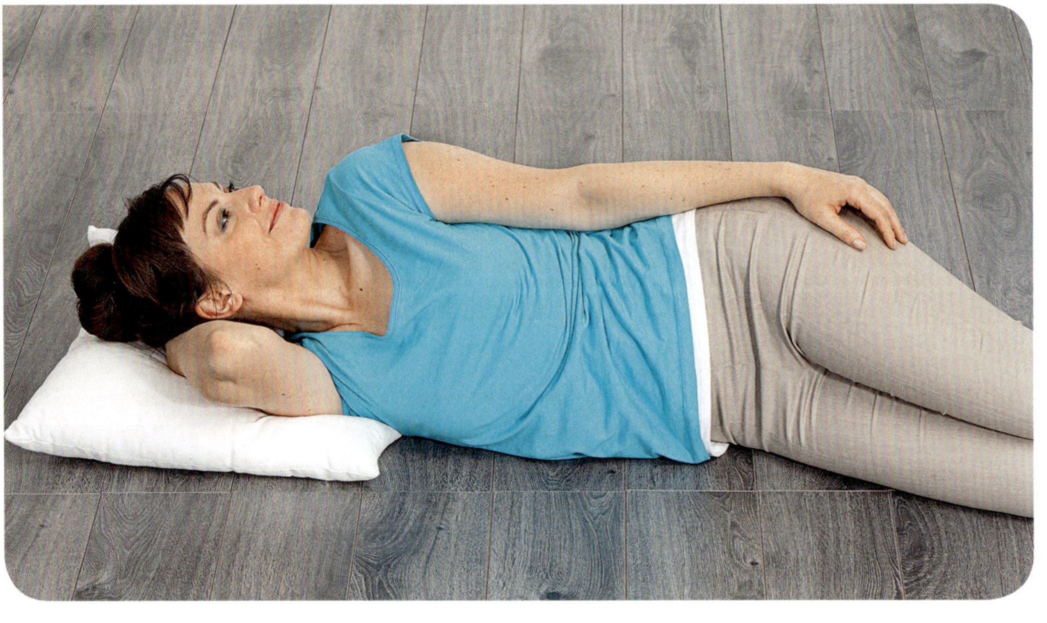

Kopfdreher im Sitzen

Ausgangsstellung

Setzen Sie sich aufrecht auf einen Stuhl oder Hocker.

Durchführung

Die Arme können Sie seitlich am Körper hängen lassen, oder Sie können die Hände auch über Kreuz auf die Schultern legen. Drehen Sie den Oberkörper nach links und führen Sie nun die Drehung der Halswirbelsäule nach rechts durch, in dem Sie den Kopf nach rechts drehen. Durch diese gegenläufige Bewegung verstärkt sich der Dreheffekt für die Halswirbelsäule und Sie bekommen mehr Bewegungsreserven.

Machen Sie vier Durchgänge von dieser Übung mit jeweils 20–25 Wiederholungen und jeweils einer Pause dazwischen.

Zu beachten

Führen Sie die Bewegungen langsam und kontrolliert aus.

Die Drehung des Oberkörpers und des Kopfes ist immer gegenläufig.

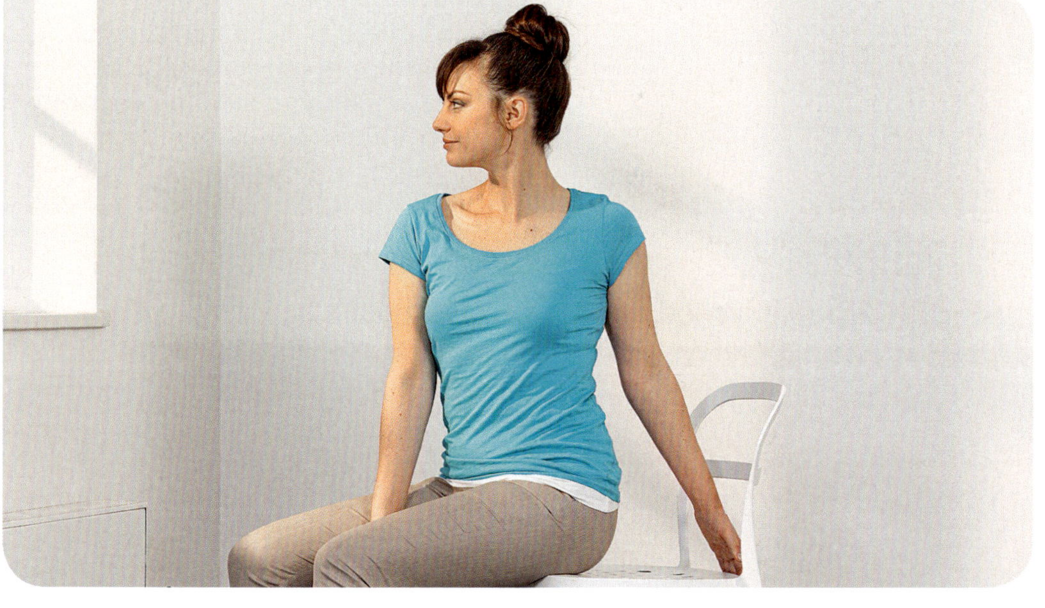

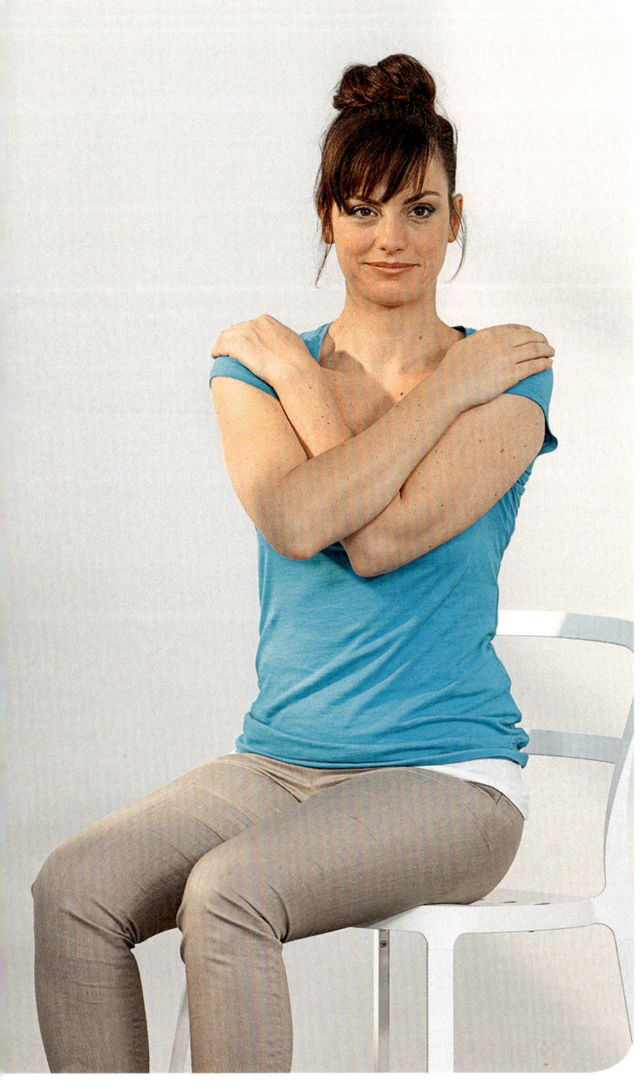

▲ Der Sitzdreher mobilisiert den Übergang der Halswirbelsäule zur Brustwirbelsäule.

Sitzdreher

Ausgangsstellung

Setzen Sie sich aufrecht auf einen Stuhl, Hocker oder Pezziball. Verschränken Sie Ihre Arme vor Ihrem Oberkörper und legen Ihre Hände über Kreuz auf Ihre Schultern.

Durchführung

Sie drehen den Oberkörper in einer kleinen Bewegung nach rechts und links. Jeweils etwa nur 2–3 cm Bewegungsweg. Nehmen Sie dazu den gesamten Oberkörper in die Drehbewegung mit: Dabei bleiben Kopf, Schultern und Brustkorb möglichst in einer geraden Linie zueinander. Das Becken halten Sie ebenfalls ruhig und vermeiden ein starkes Mitbewegen.

Machen Sie vier Durchgänge dieser Übung mit jeweils 30–40 Wiederholungen.

Zu beachten

Kontrollieren Sie Ihre Körpermitte durch eine leicht angespannte Bauchmuskulatur. Dies hilft dabei, die Körperlängsachse zu stabilisieren und Fehlbelastungen zu vermeiden.

Schreibtisch-Spanner mit Kopfdrehung

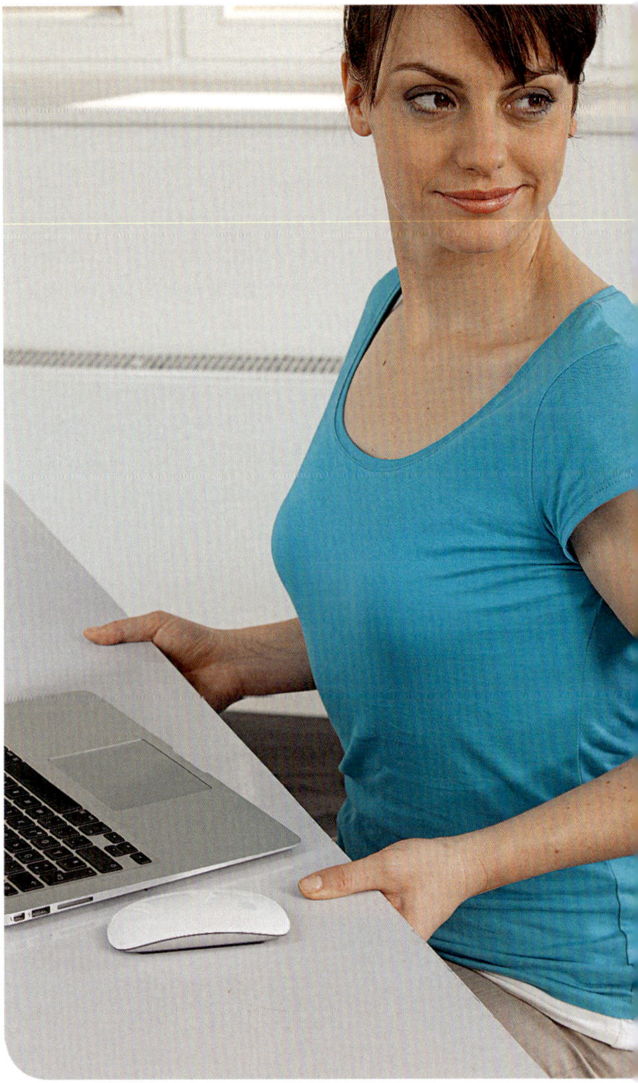

⮝ Eine kleine aber effektive Aktivierung der Rumpfmuskulatur sorgt für eine bessere Aufrichtung.

Ausgangsstellung

Sie sitzen an einem Schreibtisch oder auch an einem Esstisch. Beide Füße stehen auf dem Boden und Sie halten sich mit beiden Händen an der Tischplatte fest.

Durchführung

Nun werden Ihre Hände zu Schraubzwingen (Daumen oberhalb, restliche Finger unterhalb der Tischplatte), die unverrückbar an ihrer Position bleiben. Bauen Sie nun Spannung in den Armen und im Oberkörper auf, so als wollten Sie den Tisch nach rechts schieben. Gleichzeitig drehen Sie den Kopf langsam nach links, so weit, wie es Ihnen angenehm ist. Diese Übung verbessert die Drehfähigkeit Ihrer Halswirbelsäule.

Genauso verfahren Sie auch mit der anderen Richtung: Bauen Sie Spannung in den Armen und im Oberkörper auf, so als wollten Sie den Tisch nach links schieben. Gleichzeitig drehen Sie den Kopf langsam nach rechts, so weit, wie es Ihnen angenehm ist.

Machen Sie vier Durchgänge von dieser Übung mit jeweils 20–25 Wiederholungen.

Zu beachten

Führen Sie die Bewegungen langsam und kontrolliert aus und bauen Sie die Spannung langsam auf und auch langsam wieder ab. Keine ruckartigen Bewegungen.

Kopfpendel in Rückenlage

Ausgangsstellung

Legen Sie sich lang ausgestreckt auf den Rücken mit einem Kissen unter dem Kopf auf glatten Boden, denn das Kissen muss hin und her rutschen können.

Durchführung

Lassen Sie nun den ganzen Körper gerade und entspannt liegen, während Sie nur den Kopf langsam zur rechten Seite neigen. Dabei rutscht der Kopf mit dem Kissen in die geneigte Position.

Achten Sie darauf, den Kopf nicht zu verkanten oder zu drehen. Lassen Sie die Schultern entspannt am Boden liegen. Führen Sie den Kopf auf dem gleitenden Kissen in die Ausgangsposition zurück. Neigen Sie ihn dann sanft zur linken Seite.

Machen Sie vier Durchgänge von dieser Übung mit jeweils 20–25 Wiederholungen.

Zu beachten

Führen Sie die Bewegungen langsam und kontrolliert aus.

Kopf zur Seite neigen, ohne dabei zu drehen – die Nase zeigt immer gerade zur Decke.

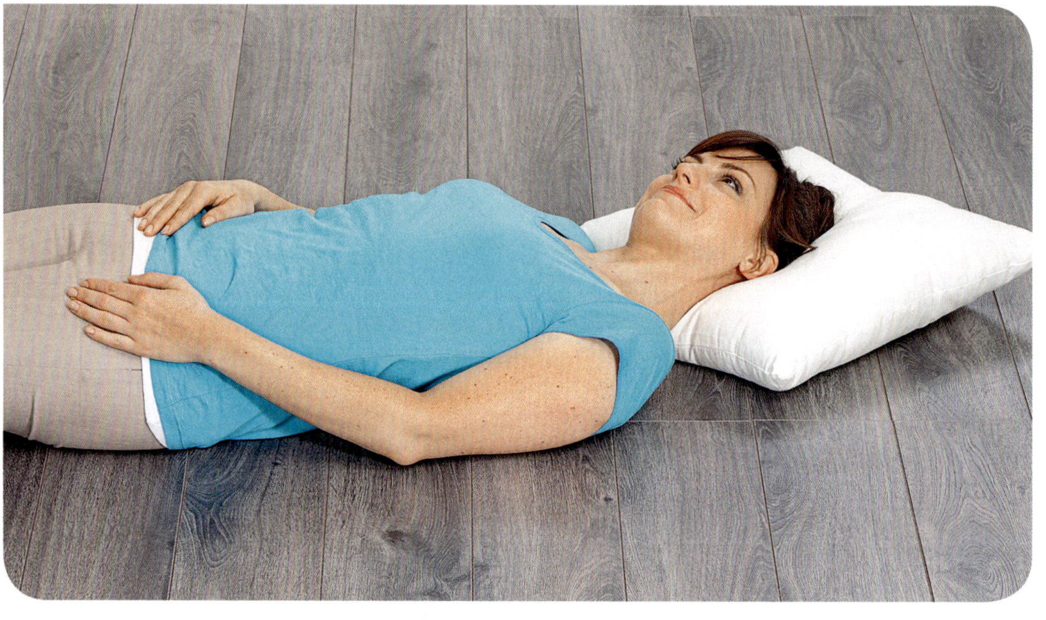

Kopfpendel in Seitlage

Ausgangsstellung

Legen Sie sich mit gestrecktem Oberkörper und leicht angewinkelten Beinen stabil und bequem auf eine Seite. Beide Arme liegen vor Ihrem Oberkörper. Unterlagern Sie Ihre Halswirbelsäule mit einer Rolle oder einem gefalteten Kissen.

Durchführung

Lassen Sie den Kopf zunächst zu Boden sinken, wobei er sich leicht neigt. Heben Sie den Kopf dann langsam, in einer gleichmäßigen Bewegung an, dabei wird er zur anderen Richtung geneigt. Achten Sie darauf, dass Oberkörper und Schultern entspannt liegen bleiben. Heben Sie den Kopf nur so weit an, wie es Ihnen mühelos möglich ist.

Machen Sie je vier Durchgänge dieser Übung mit jeweils 20–25 Wiederholungen.

Zu beachten

Führen Sie die Bewegungen langsam und kontrolliert aus. Es genügt völlig, den Kopf nur leicht anzuheben.

Kopf über das Kissen seitlich absinken lassen.

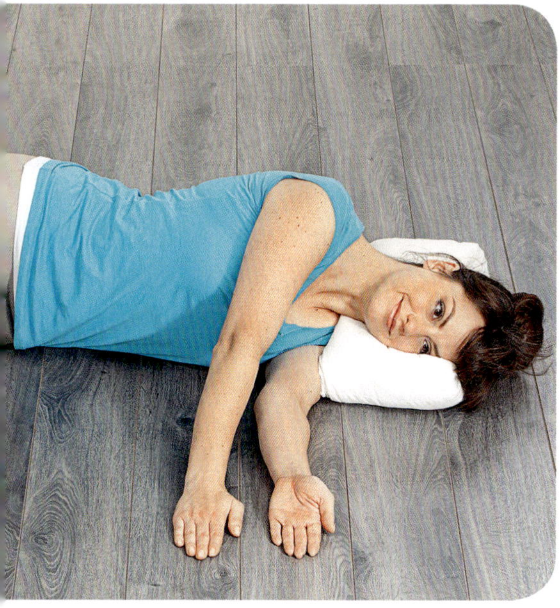

Kopf vom Kissen seitlich anheben.

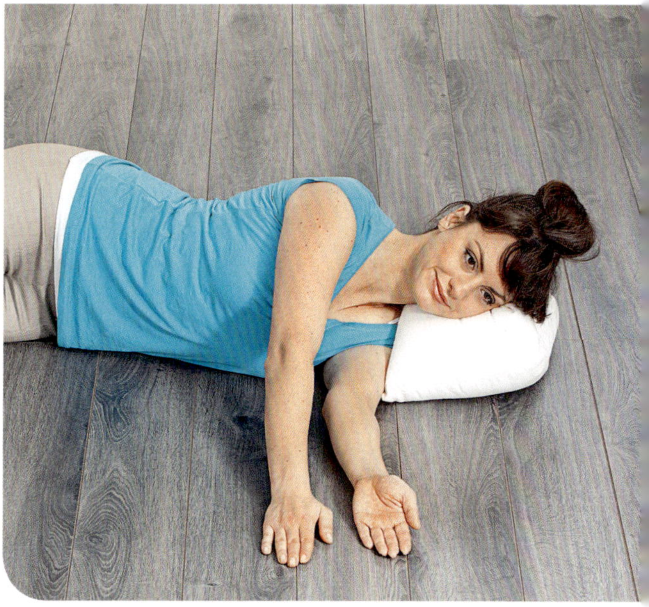

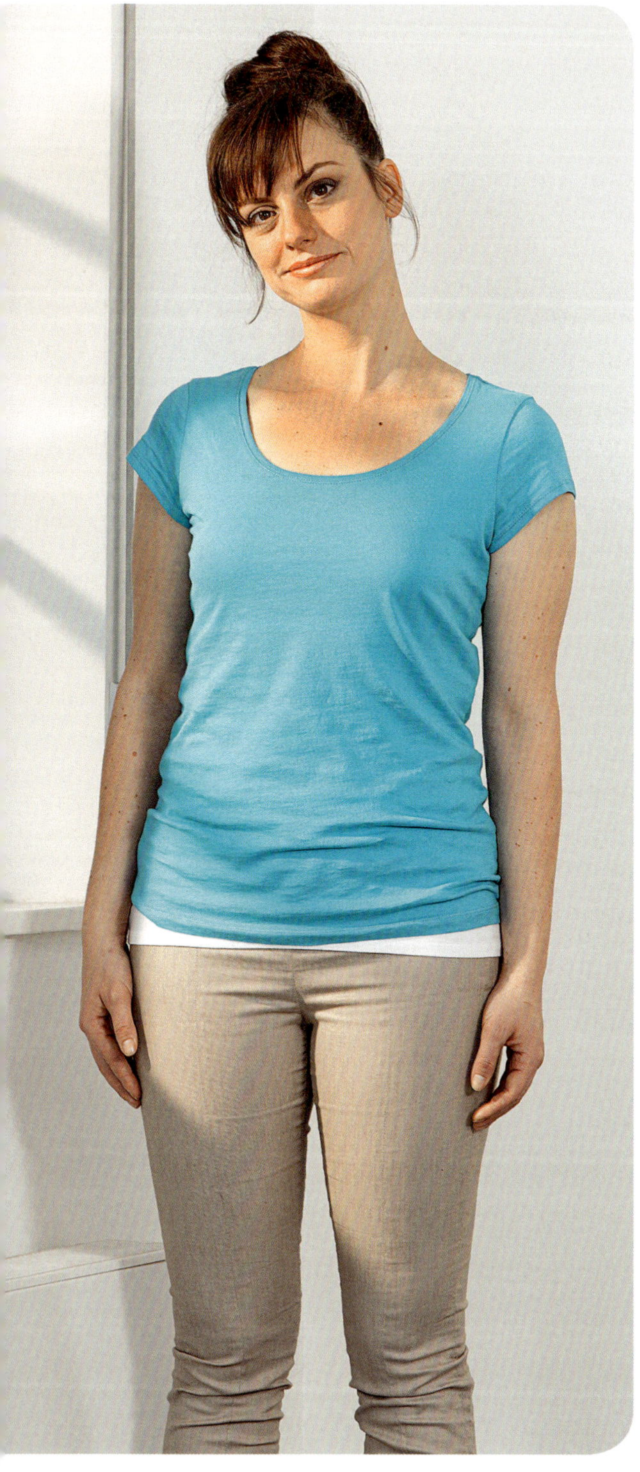

Kopfpendel im Stand

Ausgangsstellung

Die folgende Übung kann entweder im Stand oder auch in einer sitzenden Position durchgeführt werden.

Durchführung

Bevor Sie mit der eigentlichen Übung beginnen, korrigieren Sie Ihre Halswirbelsäule wie folgt: Richten Sie den Kopf gerade aus und machen Sie Ihren Nacken lang. Stellen Sie sich dazu vor, Sie balancieren ein Tablett auf dem Kopf, das Sie im Gleichgewicht halten müssen. Nun neigen Sie den Kopf zur linken Seite, das linke Ohr nähert sich dabei der linken Schulter. Die Schulter bleibt entspannt an ihrem Platz. Verdrehen und verkanten Sie den Kopf nicht. Es kommt weniger darauf an, den Kopf weit neigen zu können, als auf die saubere, gleichmäßige Bewegung. Achten Sie ebenfalls auf Ihre aufrechte Haltung. Führen Sie den Kopf zurück in die Mitte und anschließend neigen Sie ihn genauso auf die rechte Seite.

Machen Sie je vier Durchgänge dieser Übung mit jeweils 20-25 Wiederholungen.

Zu beachten

Führen Sie die Bewegungen langsam und kontrolliert aus.

« Kopf zur Seite neigen – fixieren Sie mit den Augen einen Punkt und halten diese Orientierung beim Neigen des Kopfes.

Seitstütz

Ausgangsstellung

Legen Sie sich lang ausgestreckt auf die rechte Seite und stützen sich mit dem rechten Ellbogen ab. Winkeln Sie Ihren rechten Arm so an, dass sich der Ellbogen direkt unter Ihrer Schulter befindet. Oberkörper, Becken und Beine sollen eine gerade Linie bilden. Die linke Hand stützen Sie an der Hüfte ab.

Durchführung

Spannen Sie die Rumpfmuskeln, insbesondere die Bauchmuskeln sowie die Gesäßmuskeln und Beinmuskeln an, sodass sich Ihr Körper zu einem geraden „Brett" versteift und heben Sie dabei Ihr Becken vom Boden ab. Der Kopf befindet sich in einer geraden Linie mit der Körperlängsachse. Vermindern Sie die Körperspannung etwas und stützen Ihr Becken wieder auf dem Boden ab.

Machen Sie je vier Durchgänge dieser Übung mit jeweils 12–15 Wiederholungen auf jeder Seite (rechts und auch links).

Zu beachten

Führen Sie die Bewegungen langsam und kontrolliert aus und achten Sie darauf, dass das Becken nicht nach hinten abkippen kann. Beine und Oberkörper sollten auch in einer geraden Linie gehalten werden.

Achten Sie auf die saubere Ausführung dieser anstrengenden Übung. Kopf und Körper sollen eine gerade Linie bilden.

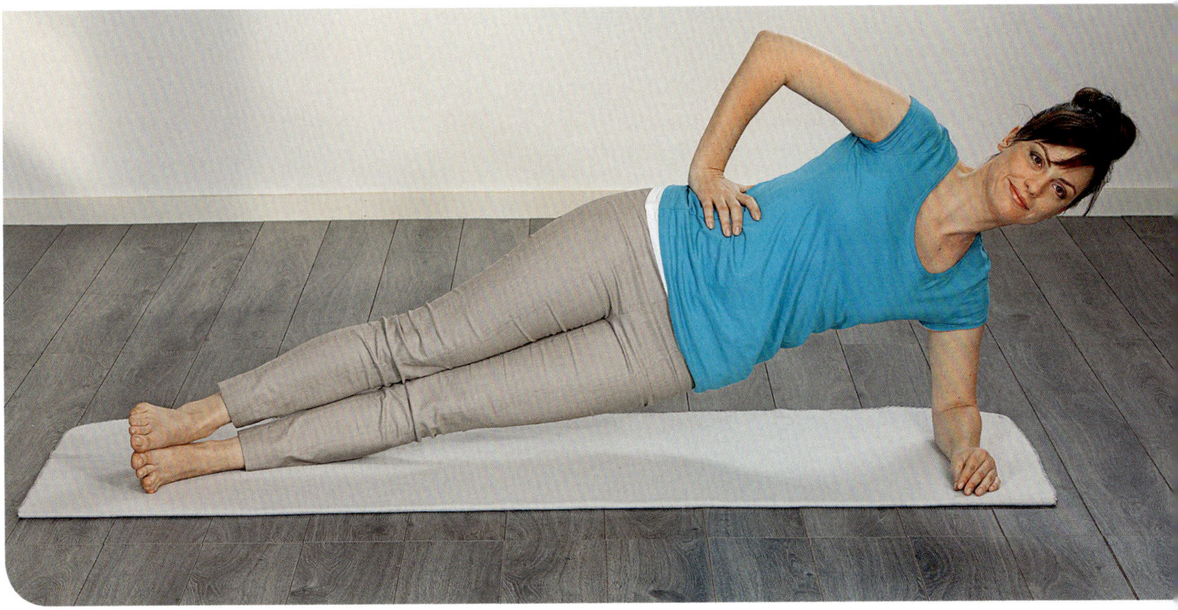

Wohltuende Übungen bei Nervenreizungen

Haben die Tests eine Mitbeteiligung der Armnerven bei Ihren Nackenbeschwerden ergeben, nehmen Sie auch entsprechende Nervenmobilisationsübungen mit auf.

Nerven sind an allen Bewegungen unseres Körpers beteiligt und können selbst bei Bewegungsstörungen in Mitleidenschaft gezogen werden. Das Ergebnis solcher sogenannten mechanischen Nervenstörungen sind vor allem Symptome im Nervenverlauf (hier bei diesen drei Nervenästen am Arm bis zur Hand). In diesen Bereichen können Schmerzen, Sensibilitätsstörungen, Kraftverlust oder sogar direkte Entzündungen auftreten. Bei solchen Störungen können gezielte Bewegungsübungen dabei helfen, die Nerven aus ihrer mechanischen Zwangslage zu befreien und die Symptome wieder zu mildern.

Den N. medianus mobilisieren

Der Medianusnerv kann einmal direkte Beschwerden in der Hals-Nacken-Region auslösen, zum anderen kann er auch für ausstrahlende Beschwerden in den Armbereich verantwortlich sein. Dabei verursacht er gern Beschwerden in der Mitte der Handgelenke (meist auf der Handinnenseite) mit Ausstrahlungen in den Mittelfinger (z. T. auch noch in die angrenzenden Finger: Zeige- und Ringfinger). Häufig treten hier lokale Schmerzen oder auch Taubheitsempfindungen auf.

Treten Ihre Beschwerden vor allem beim speziellen Test für diesen Nerv auf (Test 8), sind die Mobilisationsübungen für den Medianusnerv eine gute Möglichkeit, um für Entlastung zu sorgen. Dabei führen Sie die Übungen immer auf der Seite aus, die schmerzhaft ist.

Als letzte Übung dient die Massage des Kontaktgewebes des N. medianus. Dabei werden die Strukturen (Muskeln, Bindegewebe und Faszien) massiert, an denen der Medianusnerv vorbeiläuft. Eine Massage dieses Kontaktgewebes nimmt Spannung aus den Strukturen und sorgt so für eine verbesserte Bewegungsfähigkeit des Nervs. Die Entlastung ist häufig schon direkt während der Massage wahrzunehmen.

Entspannung für den gereizten Radialisnerv

Der Radialisnerv versorgt vor allem die Streckmuskeln des Ober- und Unterarms. Bei Störungen an diesem Nervenast treten die Symptome vor allem im Ellbogenbereich auf (sog. Tennisellenbogen) und die Ausstrahlungen können sich den gesamten Arm entlang bis zum Daumenbereich an der Hand erstrecken.

Haben Ihre Testbewegungen (Test 9) eine Störung dieser Nervenstruktur ergeben, sollten Sie die Radialis-Übungen mit größter Sorgfalt durchführen und Sie in Ihr Trainingsprogramm integrieren.

Nervenmobilisation des N. ulnaris

Der Ulnarisnerv ist häufig an der Entstehung eines sogenannten Tennisellenbogens beteiligt. Dabei verursacht der Nerv unter anderem starke Schmerzen an der Ellbogeninnenseite, die bei Ellbogenbewegungen auch stärker auftreten können. Auch sind häufig ausstrahlende Beschwerden an der Innenseite des Unterarmes bis in die Kleinfingerseite der Hand vorzufinden.

Wenn Sie mit dem entsprechenden Nerventest (Test 10) Ihre typischen Beschwerden auslösen konnten, sind Sie mit den speziellen Ulnaris-Übungen in der Lage, diese Beschwerden zu reduzieren und wieder in den Griff zu bekommen.

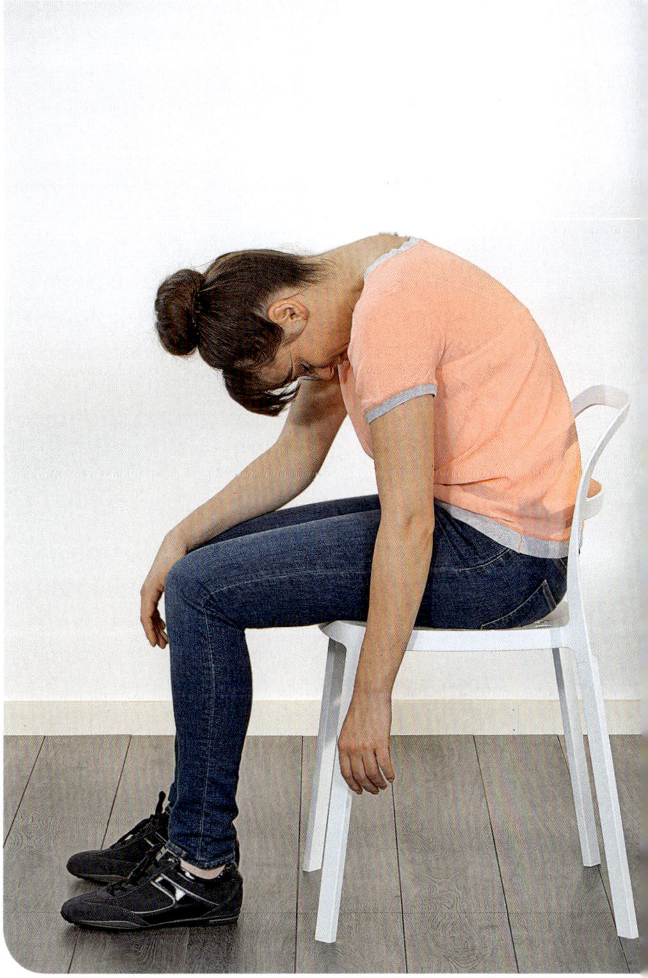

Das Nervensystem als Kontinuum: Alle Nerven hängen am Stück zusammen.

Schnapp-Übung

Ausgangsstellung

Diese Übung sorgt für mehr Bewegungsfreiheit des Nervs und macht ihn beweglicher gegen die umliegenden Strukturen (Muskeln, Faszien und Knochen). Prinzipiell können Sie die Schnapp-Übung im Stehen, Sitzen oder auch im Liegen durchführen. Das Sitzen hat sich als Ausgangsposition in der Praxis sehr gut bewährt.

Durchführung

Setzen Sie sich aufrecht hin. Heben Sie isoliert die rechte Schulter hoch – in Richtung des rechten Ohres – und neigen Sie gleichzeitig Ihren Kopf auf die rechte Seite. Rechte Schulter und rechte Kopfseite schnappen dabei zusammen, wie das Maul eines Krokodils. Zu Anfang ist das Krokodil aber noch müde, soll heißen: Führen Sie diese Bewegung langsam und nur wenige Male aus. Die Schnapp-Übung entlastet den Medianusnerv und bringt kontrollierbare Bewegung hinein.

Machen Sie je vier Durchgänge dieser Übung mit jeweils 8–10 Wiederholungen.

Zu beachten

Führen Sie die Bewegungen langsam und kontrolliert aus. Zu Beginn sollten Sie lieber weniger Wiederholungen machen und sich an diese Vorgaben (4 × 8–10 Wiederholungen) halten. Später können Sie den Umfang immer noch steigern.

Führen Sie die Schnapp-Übung anfänglich langsam und wenige Male durch.

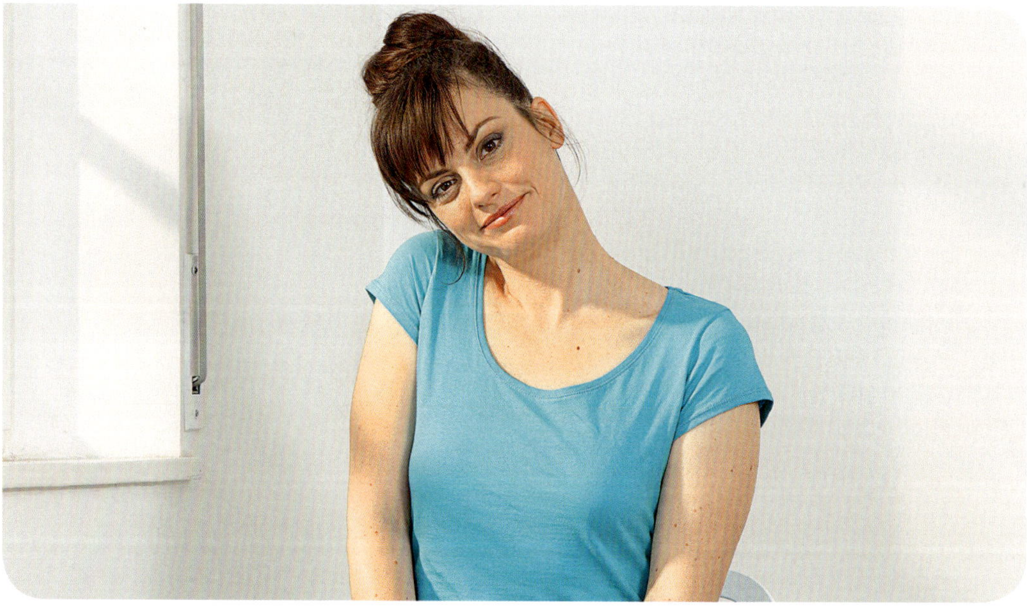

Offiziersgruß

Ausgangsstellung

Prinzipiell können diese Übungen im Stehen, Sitzen oder auch im Liegen durchgeführt werden. Das Sitzen hat sich als Ausgangsposition in der Praxis sehr gut bewährt.

Durchführung

Setzen Sie sich aufrecht hin. Halten Sie den Ellbogen leicht gebeugt und führen Sie nun den Oberarm seitlich nach außen (den Ellbogen maximal bis auf Schulterhöhe anheben). Gleichzeitig neigen Sie Kopf und Nacken in Richtung der Schulter. Hierbei bewegen sich Kopf und Oberarm aufeinander zu.

Machen Sie je vier Durchgänge dieser Übung mit jeweils 8–10 Wiederholungen. Während dieser Übung sollten keine Ausstrahlungen in den Arm auftreten.

Zu beachten

Führen Sie die Bewegungen langsam und kontrolliert aus. Zu Beginn sollten Sie lieber weniger Wiederholungen machen und sich an diese Vorgaben (4 × 8–10 Wiederholungen) halten. Später können Sie den Umfang immer noch steigern.

Kopf und Arm/Hand bewegen sich gleichzeitig aufeinander zu.

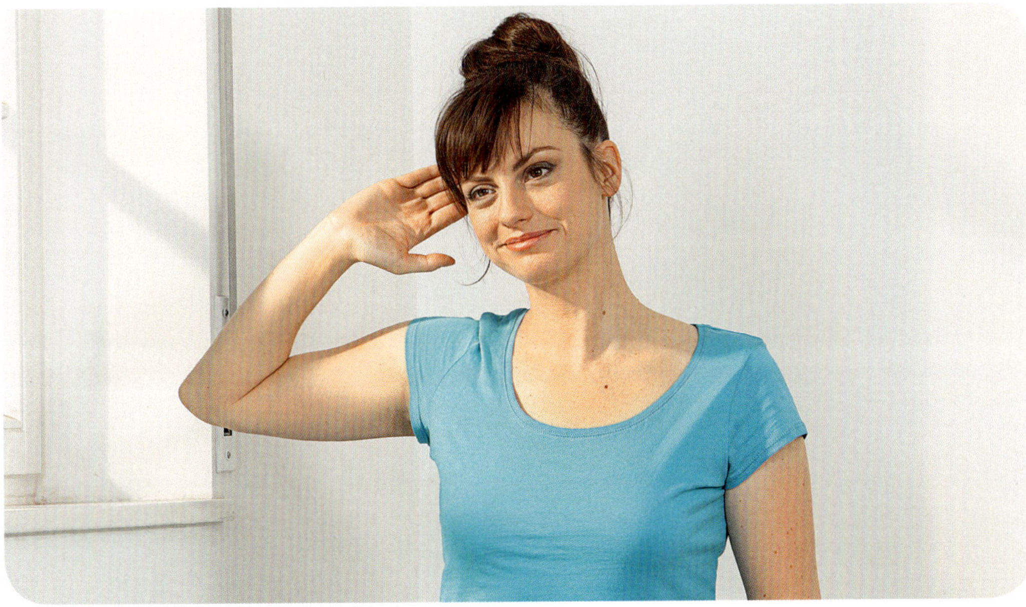

Winker

Ausgangsstellung

Prinzipiell können diese Übungen im Stehen, Sitzen oder auch im Liegen durchgeführt werden. Machen Sie die Übung auf der Seite, auf der Sie die Nervenschmerzen haben.

Durchführung

Setzen oder stellen Sie sich aufrecht hin. Strecken Sie den Arm auf Schulterhöhe zur Seite hin aus. Die Handfläche zeigt nach oben. Neigen Sie Ihren Kopf zur gleichen Seite, ohne ihn zu verdrehen. Nun beugen Sie den Ellbogen – der Oberarm bleibt waagerecht ausgestreckt – und berühren mit der Hand Ihre Schulter. Bringen Sie Ihren Kopf wieder in die Mittelstellung (aufrechte Position) zurück und strecken den Unterarm wieder aus. Der Kopf und der Unterarm bewegen sich gleichzeitig.

Machen Sie je vier Durchgänge dieser Übung mit jeweils 8–10 Wiederholungen.

Zu beachten

Führen Sie die Bewegungen langsam und kontrolliert aus. Zu Beginn sollten Sie lieber weniger Wiederholungen machen und sich an diese Vorgaben (4 × 8–10 Wiederholungen) halten. Später können Sie den Umfang immer noch steigern.

Führen Sie die Winker-Übung nur so lange aus, wie es Ihnen angenehm ist. Spüren Sie eine Schmerzabnahme?

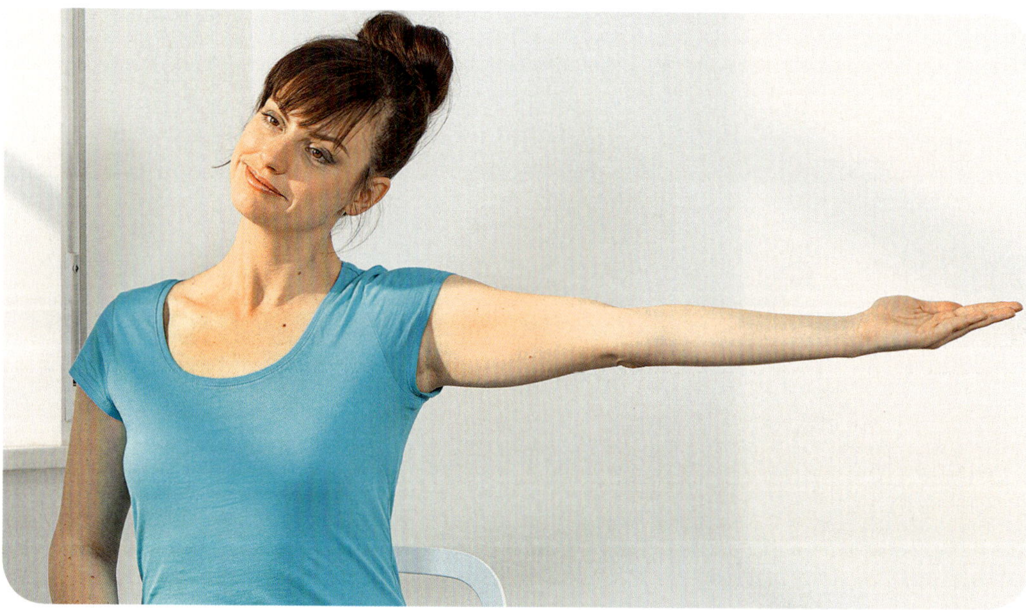

Entspannungsmassage Medianusnerv

Ausgangsstellung

Stehend, sitzend oder auch liegend sind diese Massagetechniken machbar. Suchen Sie sich die für Sie angenehmste Position aus.

Durchführung

Massieren Sie mit dem Daumen oder den Fingern in kreisenden Bewegungen die Region an der Innenseite der Ellenbeuge und der Innenseite der Handgelenke. Sie können auch sanft mit zwei Fingern an der Haut zupfen und diese dabei leicht abheben, um das gesamte Gewebe in diesen Bereichen zu entspannen.

Je nach Bedarf und Zeit können Sie diese Techniken bis zu 10 Minuten durchführen.

Zu beachten

Achten Sie auf Ihre Symptome: Diese sollten durch die Massagetechniken nicht verstärkt werden.

Massage am Ellenbogen: Massieren Sie mit kreisenden Bewegungen.

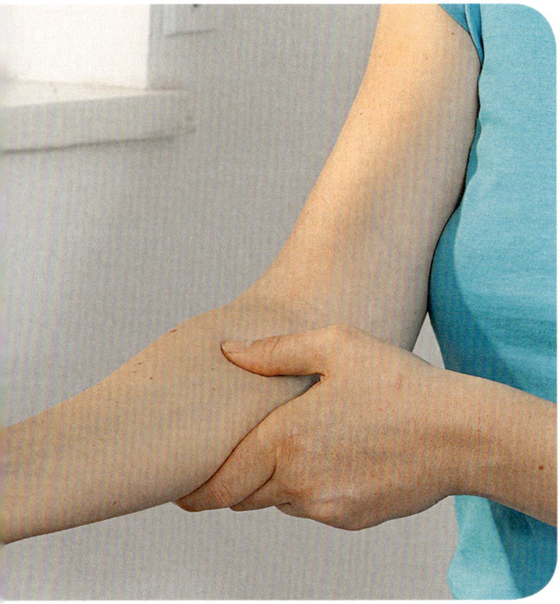

Massieren Sie das Kontaktgewebe des N. medianus am Handgelenk.

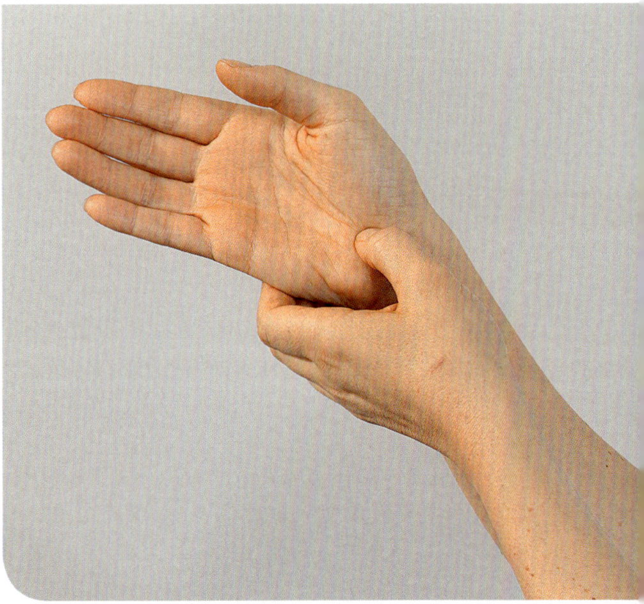

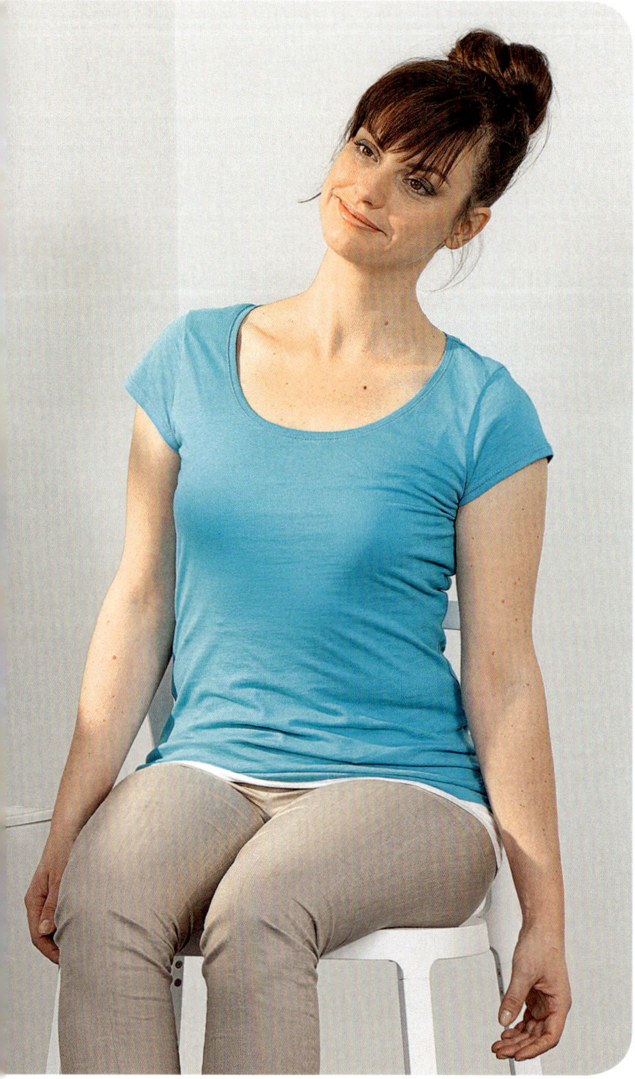

Kopf und Schulter bewegen sich gleichzeitig in dieselbe Richtung.

Schwere Einkaufstasche

Ausgangsstellung

Prinzipiell können diese Übungen im Stehen, Sitzen oder auch im Liegen durchgeführt werden. Das Sitzen hat sich als Ausgangsposition in der Praxis sehr gut bewährt.

Durchführung

Setzen oder stellen Sie sich aufrecht hin. Die Schultern sind entspannt und die Arme hängen locker an beiden Seiten. Stellen Sie sich nun vor, dass an einem Arm ein schweres Gewicht hängt, z. B. eine schwere Einkaufstasche, und den Arm gerade nach unten zieht, die Schulter wird ebenfalls mit nach unten gezogen und senkt sich auf der Seite ab. Neigen Sie den Kopf zur gleichen Seite, ohne ihn zu verdrehen. Dadurch wird die Halswirbelsäule zu dieser Seite hin gekrümmt. Achten Sie darauf, dass sich die Schultern und der Oberkörper nicht nach vorn bewegen, es geht um eine reine Seitneigung. Richten Sie sich anschließend langsam wieder gerade auf.

Machen Sie je vier Durchgänge dieser Übung mit jeweils 8–10 Wiederholungen.

Zu beachten

Führen Sie die Bewegungen langsam und kontrolliert aus. Zu Beginn sollten Sie lieber weniger Wiederholungen machen und sich an diese Vorgaben (4 × 8–10 Wiederholungen) halten. Später können Sie den Umfang immer noch steigern.

Schultereindreher

Ausgangsstellung

Prinzipiell können diese Übungen im Stehen, Sitzen oder auch im Liegen durchgeführt werden. Das Sitzen hat sich als Ausgangsposition in der Praxis sehr gut bewährt.

Durchführung

Setzen oder stellen Sie sich aufrecht hin. Die Schultern sind entspannt und die Arme hängen locker an beiden Seiten. Nun drehen Sie aus dem Schultergelenk heraus den gesamten Arm nach innen. Bei der Einrollbewegung bleibt der Arm gestreckt und macht eine Vierteldrehung, sodass der Daumen jetzt nach hinten zeigt. Dann lassen Sie die Schulter und mit ihr den eingedrehten Arm langsam wieder in die Ausgangstellung zurückgleiten.

Machen Sie je vier Durchgänge dieser Übung mit jeweils 8–10 Wiederholungen.

Zu beachten

Führen Sie die Bewegungen langsam und kontrolliert aus. Zu Beginn sollten Sie lieber weniger Wiederholungen machen und sich an diese Vorgaben (4 × 8–10 Wiederholungen) halten. Später können Sie den Umfang immer noch steigern.

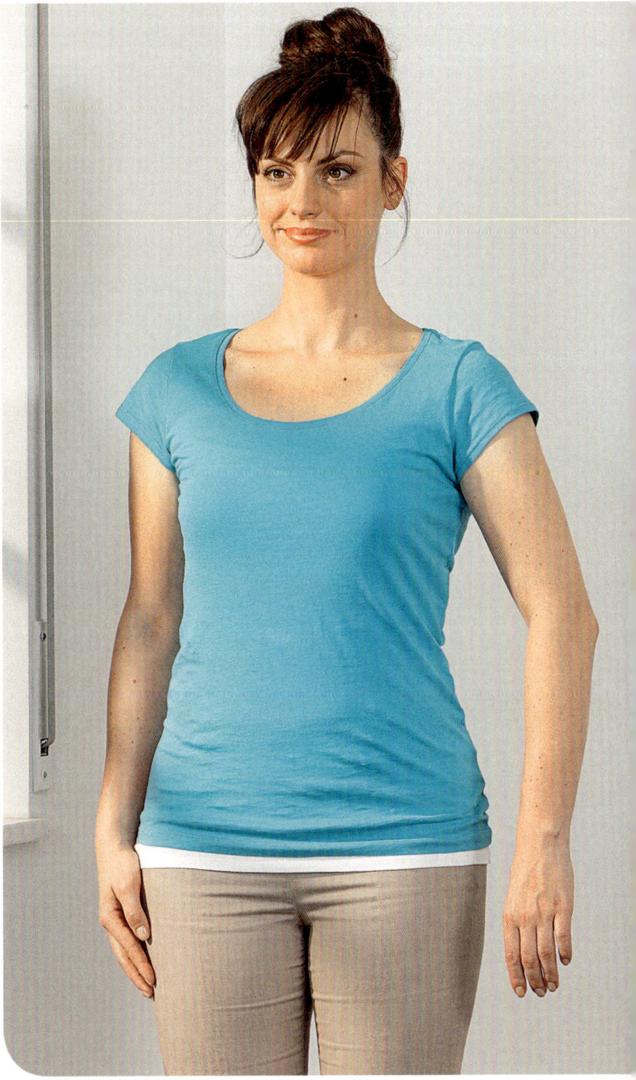

Drehen Sie den gesamten Arm am Stück nach innen.

Flügellahm

Ausgangsstellung

Prinzipiell können diese Übungen im Stehen, Sitzen oder auch im Liegen durchgeführt werden. Das Sitzen hat sich als Ausgangsposition in der Praxis sehr gut bewährt. Ein Arm hängt am Körper herunter und ist nach innen gedreht, so wie in der vorhergehenden Übung beschrieben.

Durchführung

Nun bewegen Sie den gestreckten und nach innen gedrehten Arm zusätzlich noch nach hinten oben. Gleichzeitig neigen Sie Ihren Kopf zu dieser Seite. Beide Bewegungen finden gleichzeitig statt.

Machen Sie je vier Durchgänge dieser Übung mit jeweils 8–10 Wiederholungen und Pausen von ca. 30 Sekunden dazwischen.

Zu beachten

Führen Sie die Bewegungen langsam und kontrolliert aus. Zu Beginn sollten Sie lieber weniger Wiederholungen machen und sich an diese Vorgaben (4 × 8–10 Wiederholungen) halten. Später können Sie den Umfang immer noch steigern.

Der Arm bewegt sich nach oben – dabei bleibt er nach innen gedreht.

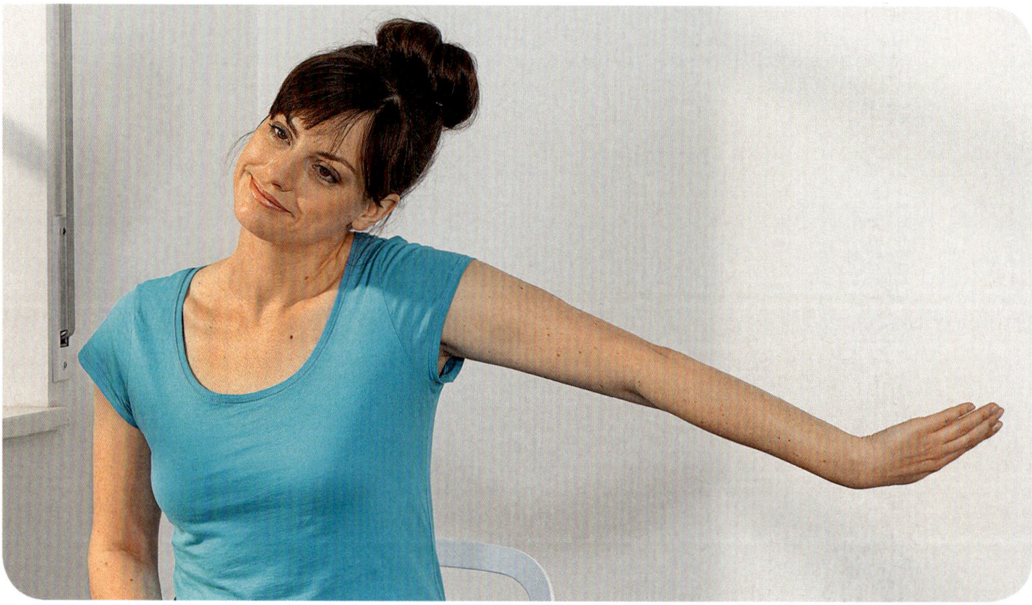

Entspannende Massage für den Radialisnerv

Ausgangsstellung
Stehend, sitzend oder auch liegend sind diese Massagetechniken machbar. Suchen Sie sich die für Sie angenehmste Position aus.

Durchführung
Massieren Sie mit kreisenden Bewegungen die Region um die Außenseite des Ellbogens und der Daumenseite am Handgelenk. Sie können auch sanft an der Haut zupfen und diese leicht abheben, um das gesamte Gewebe in diesen Bereichen zu entspannen.

Je nach Bedarf und Zeit können Sie diese Techniken bis zu 10 Minuten durchführen.

Zu beachten
Achten Sie auf Ihre Symptome: Diese sollten durch die Massagetechniken nicht verstarkt werden.

Üben Sie einen sanften Druck auf die Weichteile des Ellbogens aus.

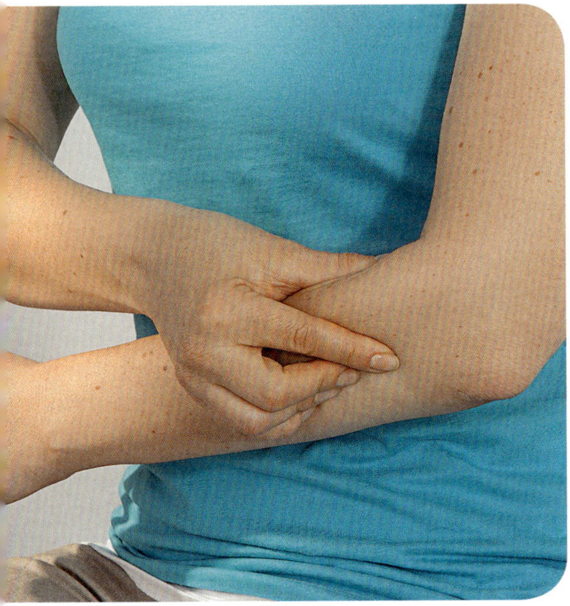

Auch am Daumenballen und der Daumenrückseite kann der Nerv entspannt werden.

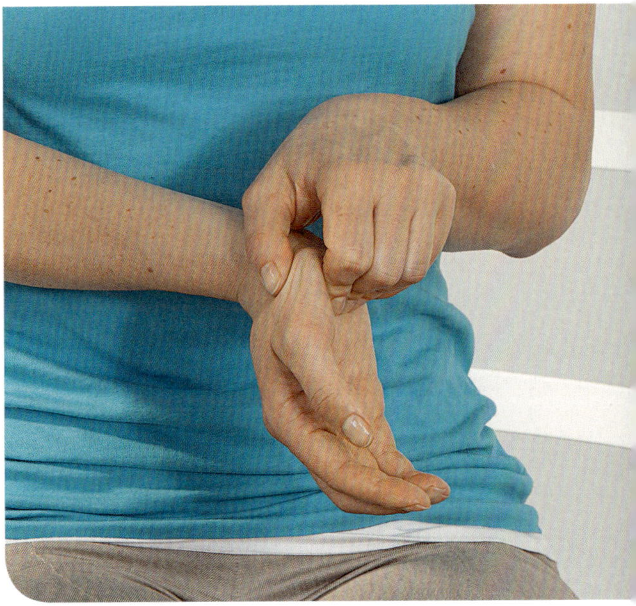

Servierposition: Tabletträger

Ausgangsstellung

Prinzipiell können diese Übungen im Stehen, Sitzen oder auch im Liegen durchgeführt werden. Das Sitzen hat sich bewährt. Stellen Sie sich für die Startposition vor, Sie müssten ein Tablett mit Gläsern darauf servieren: Der Oberarm liegt am Oberkörper an – der Ellbogen ist gebeugt und die Handinnenfläche zeigt nach oben.

Durchführung

Um in die Endposition zu gelangen, bringen Sie nun die Handinnenseite und den Kopf zusammen. Dazu wird der Oberarm (mit gebeugtem Ellbogen) auf Schulterhöhe angehoben und der Kopf neigt sich der Hand zu. Die Finger der Hand zeigen nach unten.

Machen Sie je vier Durchgänge dieser Übung mit jeweils 8–10 Wiederholungen.

Zu beachten

Führen Sie die Bewegungen langsam und kontrolliert aus. Zu Beginn sollten Sie lieber weniger Wiederholungen machen und sich an diese Vorgaben (4 × 8–10 Wiederholungen) halten. Später können Sie den Umfang immer noch steigern.

Nehmen Sie eine Kellnerposition ein.

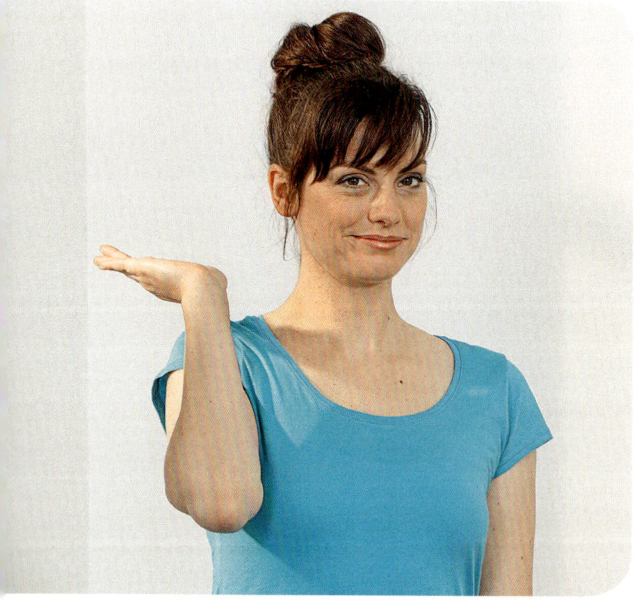

Bringen Sie die Hand ans Ohr.

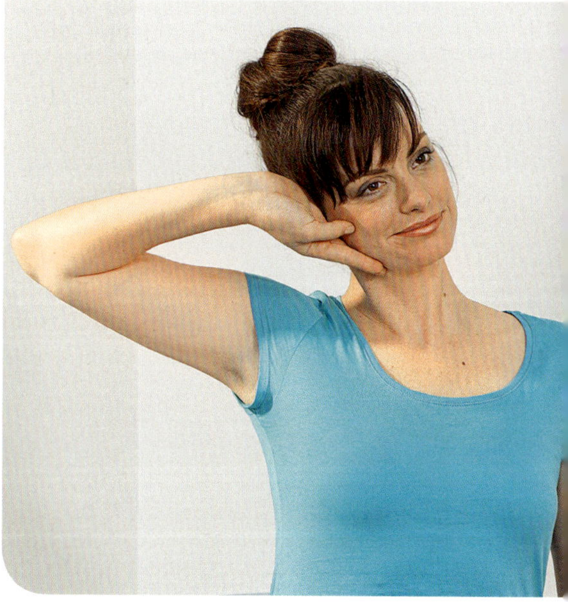

Wegwerfen zur Seite

Ausgangsstellung

Prinzipiell können diese Übungen im Stehen, Sitzen oder auch im Liegen durchgeführt werden. Das Sitzen hat sich als Ausgangsposition in der Praxis sehr gut bewährt.

Durchführung

Mit der Endposition der vorigen Übung beginnt die neue Übung (Kopf ist zur Seite geneigt, der Oberarm auf Schulterhöhe angehoben, der Ellbogen gebeugt und die Handinnenfläche zeigt zum Kopf).

Nun strecken Sie den Ellbogen aus, ohne den Oberarm abzusenken. Dabei richtet sich der Kopf in die Mitte auf. Und wieder zurück in die Startposition: Sie beugen den Arm im Ellbogen wieder an und bewegen den Kopf zur Hand zurück.

Machen Sie je vier Durchgänge dieser Übung mit jeweils 8–10 Wiederholungen.

Zu beachten

Führen Sie die Bewegungen langsam und kontrolliert aus. Zu Beginn sollten Sie lieber weniger Wiederholungen machen und sich an diese Vorgaben (4 × 8–10 Wiederholungen) halten. Später können Sie den Umfang immer noch steigern.

Strecken Sie den Arm lang zur Seite aus.

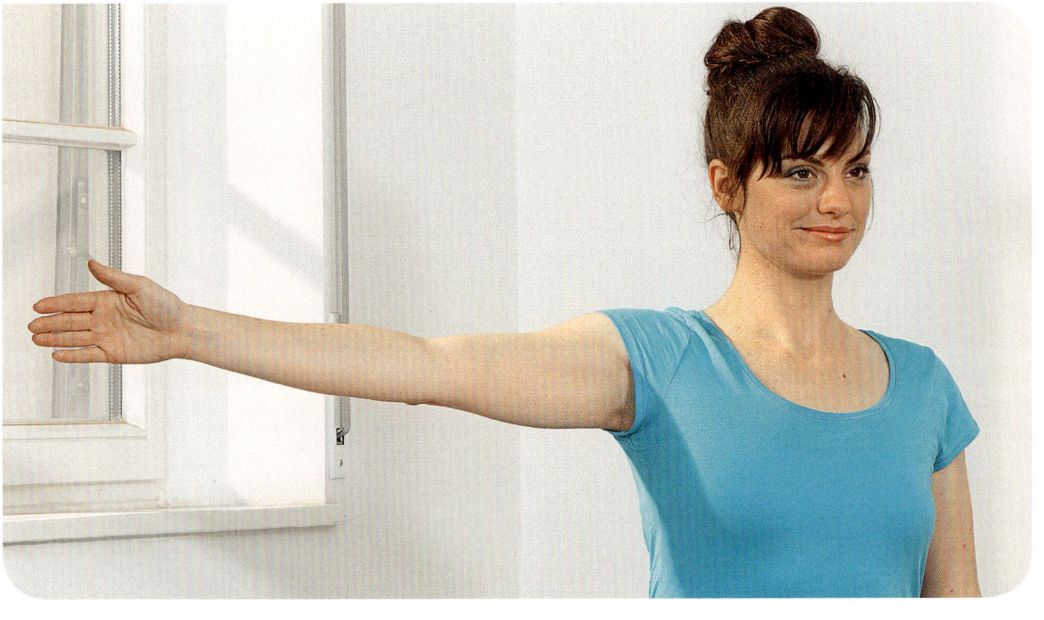

Handy-Pose

Ausgangsstellung:
Prinzipiell können diese Übungen im Stehen, Sitzen oder auch im Liegen durchgeführt werden. Das Sitzen hat sich als Ausgangsposition sehr gut bewährt. Der Arm ist seitlich angehoben, der Oberarm befindet sich auf Höhe der Schulter, der Ellbogen ist gebeugt und die Hand liegt am Hinterkopf.

Durchführung:
Nun führen Sie den Arm von der Seite nach vorn, ohne den Oberarm abzusenken, sodass der Ellbogen nach vorn zeigt wie eine Speerspitze – und wieder zurück. Dabei bleibt die Hand immer im Kontakt mit dem Hinterkopf.

Machen Sie je vier Durchgänge dieser Übung mit jeweils 8–10 Wiederholungen.

Zu beachten:
Führen Sie die Bewegungen langsam und kontrolliert aus. Zu Beginn sollten Sie lieber weniger Wiederholungen machen und sich an diese Vorgaben (4 × 8–10 Wiederholungen) halten. Später können Sie den Umfang immer noch steigern.

Die Klappbewegung mit dem Arm zur Mobilisation des Nervs.

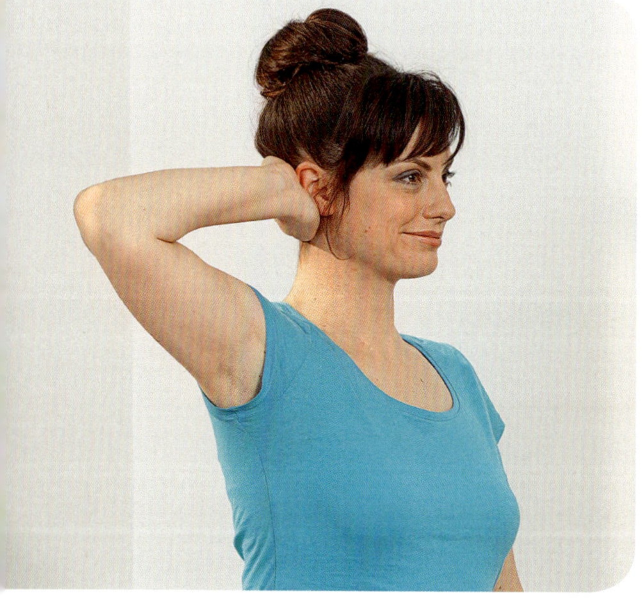

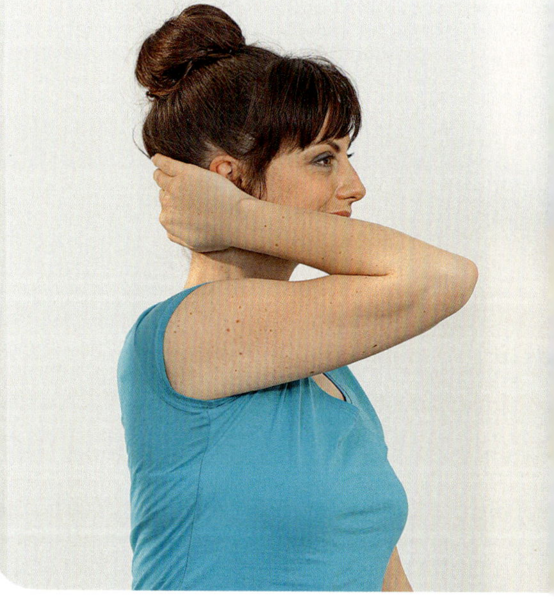

Entspannungsmassage für den Ulnarisnerv

Ausgangsstellung

Stehend, sitzend oder auch liegend sind diese Massagetechniken machbar. Suchen Sie sich die für Sie angenehmste Position aus.

Durchführung

Massieren Sie mit kreisenden Bewegungen die Region um die Innenseite des Ellbogens und der Kleinfingerseite am Handgelenk. Sie können auch sanft an der Haut zupfen und diese leicht abheben, um das gesamte Gewebe in diesen Bereichen zu entspannen.

Je nach Bedarf und Zeit können Sie diese Techniken bis zu 10 Minuten durchführen.

Zu beachten

Achten Sie auf Ihre Symptome: Diese sollten durch die Massagetechniken nicht verstärkt werden.

Sanfter Druck auf der Ellenbogeninnenseite sorgt für mehr Bewegungsfreiheit des Nervensystems.

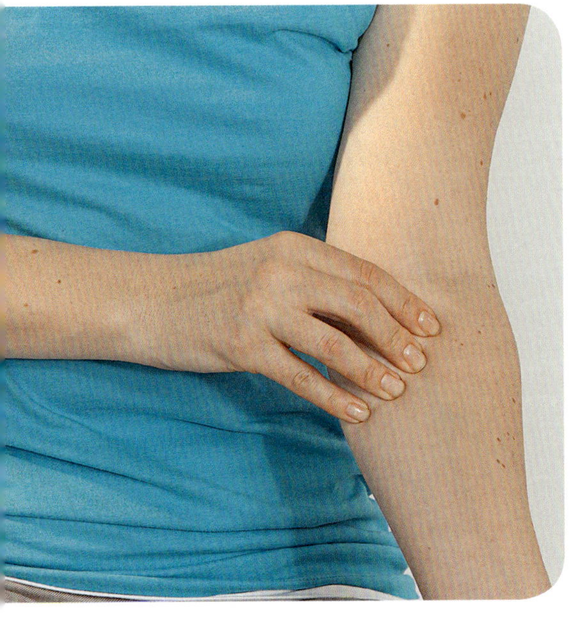

Der Ulnarisnerv verläuft auch an der Kleinfingerseite – sanftes Massieren entspannt die Situation.

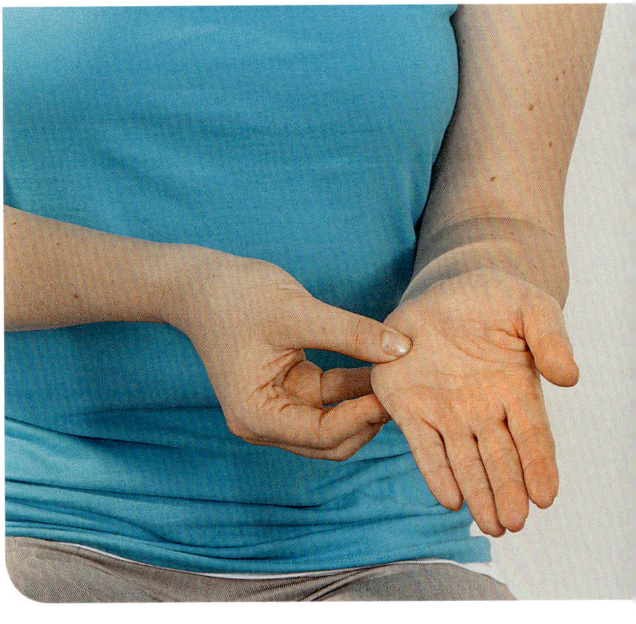

Ausdauer, Kraft und Stabilität üben

Jetzt lernen Sie verschiedene Übungen kennen, um gezielt die Durchhaltefähigkeit Ihrer Muskulatur, die Muskelkraft oder Ihr Koordinationsvermögen zu trainieren.

Übungen für die Ausdauer

Ausdauer wird gemeinhin auch als gesteigerte Ermüdungswiderstandsfähigkeit definiert. Das bedeutet nichts anderes, als dass eine Muskelgruppe lange und ausdauernd arbeiten und Leistung bringen kann, ohne vorzeitig zu ermüden.

Besonders ausdauernd sind in unserem Körper die sogenannten Stabilisationsmuskeln. Sie sorgen dafür, dass wir unseren Körper (auch einzelne Körperbereiche) bei anstrengenden Aktivitäten (wie z. B. Sport oder einer einseitigen Arbeitshaltung) und bei Belastungen des Alltags (Sprudelkisten oder Einkaufstasche tragen) stabilisieren können. Und diese Leistung müssen diese Muskeln den ganzen Tag erbringen, ohne dabei zu schnell zu ermüden.

Die meisten Muskeln der Halswirbelsäule sind solche Stabilisatoren und vollbringen diese wichtige Stabilitätsarbeit. Sie sorgen unter anderem dafür, dass die Bewegungen der Halswirbelsäule mechanisch einwandfrei und ohne größere Störungen durchführbar sind. Diese Muskeln sind besonders dankbar für ein wenig Ausdauertraining in Ihrem Trainingsplan. Beziehen Sie diese Übungen am besten immer mit ein und ergänzen Sie damit Ihr tägliches Trainingspensum. Ausdauertraining stellt eine spezifische Belastungsform für diese Muskeln dar und darf in keinem Trainingsplan für die Halswirbelsäule fehlen.

Bei Übungen mit dem Ziel der Verbesserung der Ausdauer ist eine ausreichende Wiederholungszahl der Bewegungen erforderlich. Damit sich unser Organismus in seiner Ausdauerfähigkeit angesprochen fühlt, sollten Sie die folgenden Übungen mit einer Wiederholungszahl von mindestens 20 durchführen. Steigern können Sie die Anzahl der Wiederholungen dann im weiteren Verlauf auf 50–100. Ist die Ausdauer der Stabilisationsmuskeln schlecht, steigert sich zeitgleich damit das Risiko, sich eine Funktionsstörung oder Verletzung zu holen.

Kräftigungstraining

Kraft ist eine grundlegende Fähigkeit für die Durchführung von Bewegungen und für das kontrollierte Gestalten von Aktivitäten im täglichen Leben. Eine optimale Kraftfähigkeit ist zudem der bestmögliche Schutz für die Halswirbelsäule (Muskeln, Gelenke und Nerven) vor Überlastungen und Fehlbelastungen. Zudem wird ausreichend Kraft für koordinierte Bewegungsabläufe (z. B. Kopf drehen oder Aufrichten aus der Rückenlage) sowie zum Schutz aller an einer Bewegung beteiligter Strukturen benötigt.

Im Krafttraining ist die Anzahl der Bewegungswiederholungen eher gering. Da die Intensität der Übungen etwas höher ist, tritt auch die Ermüdung schneller ein. Halten Sie die Anzahl der Wiederholungen zu Beginn zwischen 8 und 12 bei jedem Durchgang einer Übung.

Für die vorgeschlagenen Kräftigungsübungen für Nacken, Schultern und oberen Rücken benötigen Sie als Hilfsmittel zwei Kurzhanteln (1–3 kg, können Sie auch durch [kleine] gefüllte Wasserflaschen ersetzen) und ein Theraband.

Stabilität und Koordination verbessern

Stabilität ist die Fähigkeit, ein optimales Zusammenspiel von Muskeln, Gelenken und Nerven während vielfältiger Bewegungen zu erreichen, ohne dabei Fehlhaltungen oder Fehlbelastungen für den Körper eingehen zu müssen. Nur wenn alle an einer Bewegung beteiligten Strukturen optimal funktionieren und die Zusammenarbeit abgestimmt ist, bewegt sich ein Körper ökonomisch und gesund. Stabilität ist damit auch von einer guten Koordinationsleistung des Organismus abhängig. Darunter versteht man z. B. die Fähigkeit, Teilkörperbewegungen zu einer Gesamtbewegung zusammensetzen zu können. Dies findet zum Beispiel schon bei einfachen Bewegungen im Alltag statt: Bewegungen des Kopfes, der Arme und des Oberkörpers müssen für eine belastungsarme Drehbewegung oder für das einfache Aufstehen von einem Stuhl gut koordiniert werden.

Im Übungsteil finden Sie vielfältige Anregungen, um Stabilität und Koordination Ihrer Kopf-Nacken-Schulter-Region zu trainieren. Dabei kommen auch Hilfsmittel wie Theraband, ein Ball (Gymnastikball, kleiner Handball oder auch ein Luftballon) und Holzmundspatel für spezielle Kiefer-Kopf-Nacken-Koordinationsübungen zum Einsatz.

Holzhacker

Ausgangsstellung

Sie setzen sich auf einen Stuhl, Hocker, Pezziball oder auch auf einen Schreibtischstuhl. Die Oberarme bleiben am Oberkörper dran und die Unterarme nehmen Sie nach vorn, sodass ein 90°-Winkel im Ellbogen entsteht.

Richten Sie den Nacken auf und halten Sie den Oberkörper stabil. Dazu spannen Sie die Bauchmuskeln an und straffen die Schultern nach hinten. Achten Sie darauf, auch das Becken stabil in der Mitte zu halten, ohne nach vorn oder hinten auszuweichen. Ein Tennisball, den Sie sich zwischen Kinn und Brustbein klemmen, sorgt für die erwünschte aufrechte Haltung.

Durchführung

Nun spannen Sie die Bauchmuskeln etwas an und bewegen die Unterarme schnell auf und ab, als würden Sie dabei Holz hacken.

Machen Sie je zwei Durchgänge dieser Übung mit jeweils 20–50 Wiederholungen zu Beginn. Später können die Wiederholungen auf 50–100 gesteigert werden.

Zu beachten

Halten Sie die Körpermitte stabil, indem sie die Bauchmuskeln etwas anspannen und den Brustkorb aufrichten.

Wenn Sie Sich einen Tennisball zwischen Kinn und Brustbein klemmen, haben Sie automatisch die richtige Haltung und Spannung.

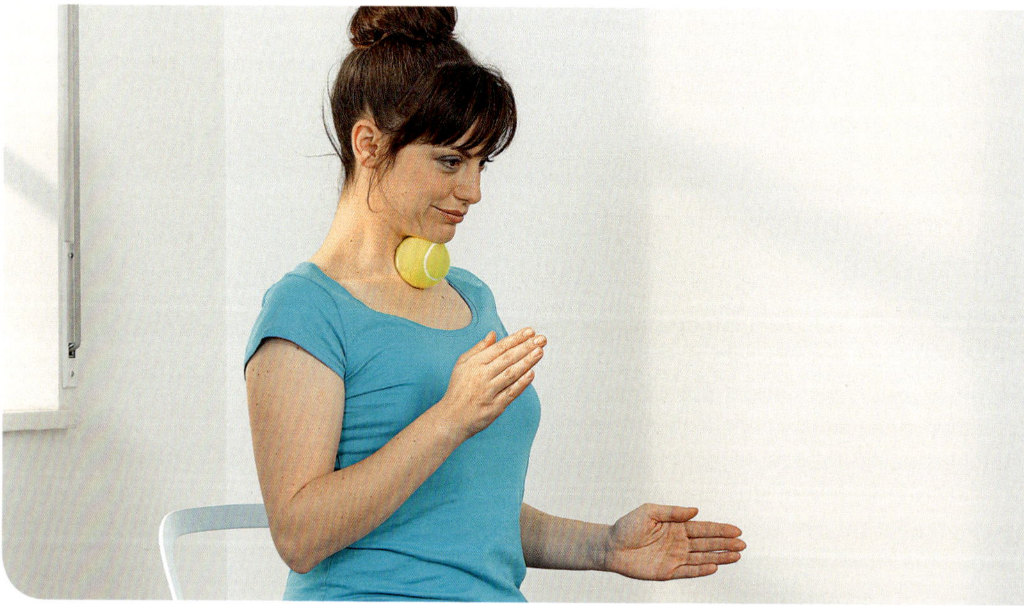

Fußfinder

Ausgangsstellung

Legen Sie sich auf den Bauch, die Arme sind in Schwebehaltung nach vorn gestreckt, wobei Sie sich möglichst nur mit den Fingerspitzen abstützen. Die Beine sind ausgestreckt und haben ebenfalls keinen Bodenkontakt, Sie stützen sich lediglich mit den Zehenspitzen ab.

Durchführung

Langen Sie aus dieser Position mit einem ausgestreckten Arm nach hinten und angeln diagonal nach der Ferse des nun auf der Gegenseite angewinkelten Beines. Es reicht, die Ferse mit den ausgestreckten Fingern zu berühren. Bringen Sie Arm und Bein wieder in die beschriebene Finger- bzw. Zehenstützposition und wiederholen Sie die Bewegung mit der anderen Diagonalen.

Machen Sie je zwei Durchgänge dieser Übung mit jeweils 20–50 Wiederholungen zu Beginn. Später können die Wiederholungen auf 50–100 gesteigert werden.

Zu beachten

Achten Sie darauf, dass Ihr Becken gerade liegen bleibt, auch wenn Sie den Fuß nicht erreichen. Halten Sie eine gute Bauchmuskelspannung für eine stabile Körpermitte.

Achten Sie zu Beginn lieber auf die korrekte Ausführung der Übung, statt möglichst viele Wiederholungen schaffen zu wollen.

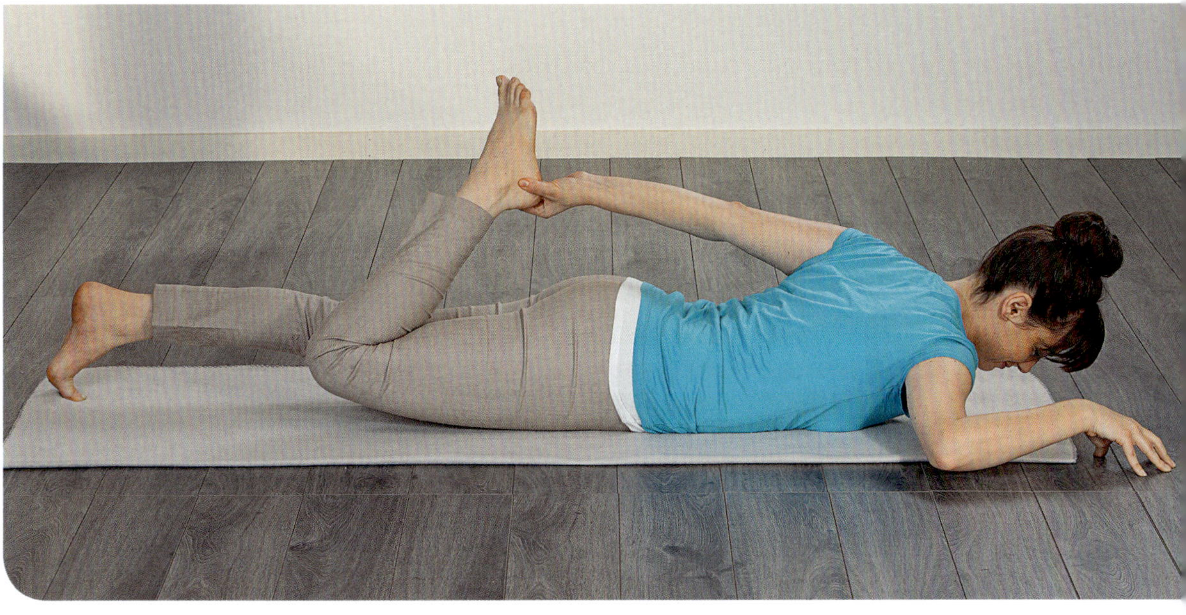

Seitheben

Ausgangsstellung

Stellen Sie sich aufrecht hin und nehmen in jede Hand eine Hantel (1–3 kg): Sie halten die Hanteln in den Händen. Starten Sie die Bewegung mit den Hanteln vor dem Körper. Die Ellbogen sind leicht gebeugt.

Durchführung

Heben Sie die Arme seitlich nach außen ab, bis die Hanteln auf Schulterhöhe sind. Machen Sie je fünf Durchgänge dieser Übung mit jeweils 8–12 Wiederholungen zu Beginn.

Zu beachten

Führen Sie die Bewegung kontrolliert durch und halten Sie Ihre Körpermitte dabei stabil (durch eine leichte Anspannung der Bauchmuskeln).

Heben Sie die Arme seitlich bis maximal auf Schulterhöhe an.

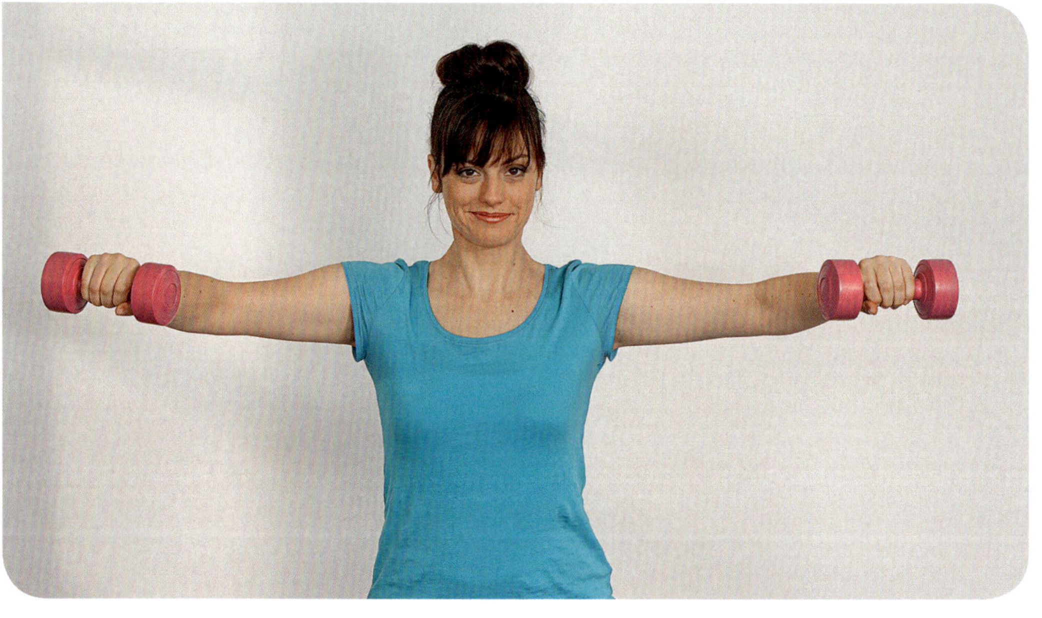

Frontheben

Ausgangsstellung

Stand: Sie halten die Hanteln in den Händen. Starten Sie die Bewegung mit den Hanteln vor dem Körper. Die Ellbogen sind leicht gebeugt.

Durchführung

Heben Sie die Arme, mit gebeugten Ellbogen, nach vorn an – bis die Hanteln auf Schulterhöhe sind.

Machen Sie je fünf Durchgänge dieser Übung mit jeweils 8–12 Wiederholungen zu Beginn.

Zu beachten

Führen Sie die Bewegung kontrolliert durch und halten Sie ihre Körpermitte dabei stabil (durch eine leichte Anspannung der Bauchmuskeln).

Anheben der Arme nach vorne – dabei bleiben die Ellbogen leicht gebeugt und die Hanteln unter der Schulterhöhe.

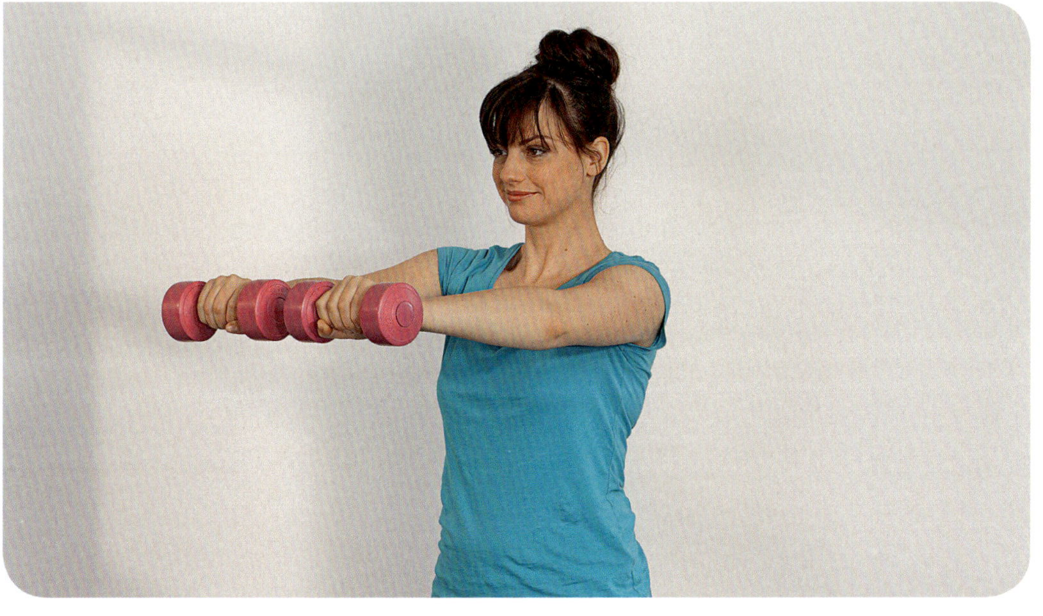

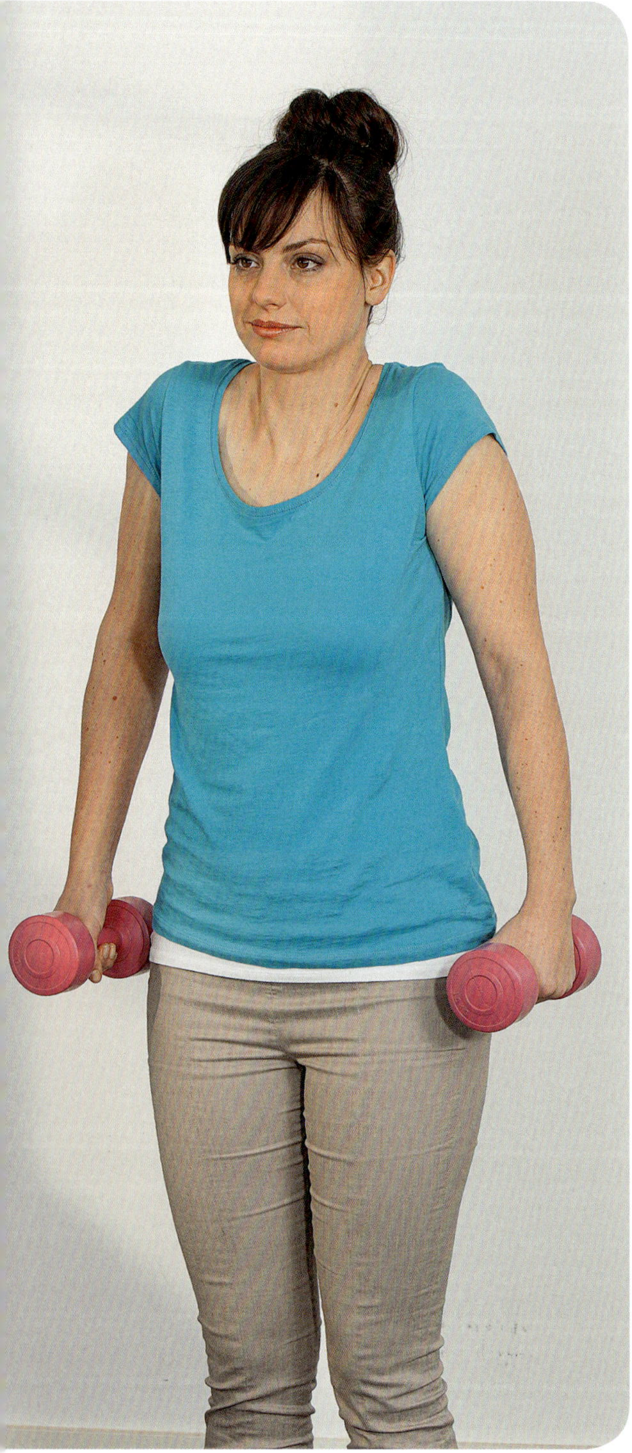

Schulterzucker

Ausgangsstellung

Stand: Sie halten die Hanteln in den Händen. Starten Sie die Bewegung mit den Hanteln neben dem Körper. Die Ellbogen sind leicht gebeugt.

Durchführung

Heben Sie die Hanteln an, indem Sie die Schultern nach oben ziehen.

Machen Sie je fünf Durchgänge dieser Übung mit jeweils 8–12 Wiederholungen zu Beginn.

Zu beachten

Führen Sie die Bewegung kontrolliert durch und halten Sie Ihre Körpermitte dabei stabil (durch eine leichte Anspannung der Bauchmuskeln).

« Die Schultern heben sich in Richtung Ohren nach oben an.

Siegespose

Ausgangsstellung
Stand: Sie halten die Hanteln in den Händen. Starten Sie die Bewegung mit den Hanteln auf Schulterhöhe. Die Ellbogen sind gebeugt.

Durchführung
Strecken Sie die Arme nach oben und stemmen Sie die Hanteln mit. Die Ellbogen sollten dabei nicht komplett gestreckt werden.

Machen Sie je fünf Durchgänge dieser Übung mit jeweils 8–12 Wiederholungen zu Beginn.

Zu beachten
Führen Sie die Bewegung kontrolliert durch und halten Sie ihre Körpermitte dabei stabil (durch eine leichte Anspannung der Bauchmuskeln).

Von der Schulterhöhe werden die Arme nach oben gestreckt.

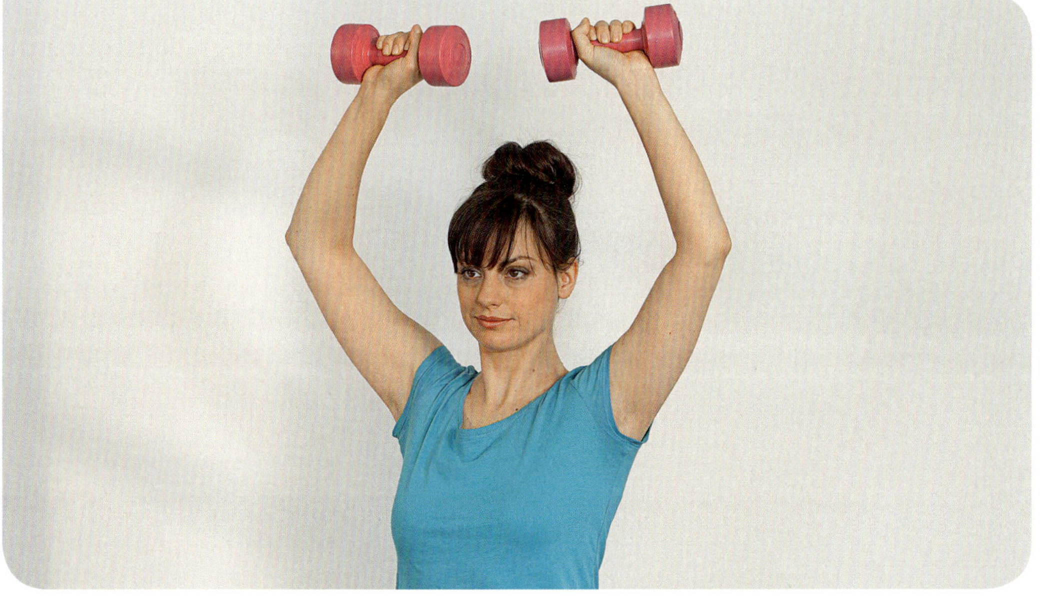

„Gummizug“ nach vorn

Ausgangsstellung

Begeben Sie sich in die Vierfüßlerposition – ungefähr die Mitte des Therabands spannen Sie um einen Fuß, sodass es währen der Übung nicht abrutschen kann (am besten: von oben über den Fußrücken einmal um die Fußsohle wickeln – so können Sie das Band in Zugrichtung greifen) und greifen die Enden des Therabands mit den Händen.

Durchführung

In der Vierfüßlerposition strecken Sie im Wechsel einen Arm nach vorn aus und bringen damit noch mehr Zug auf das Theraband. Führen Sie den gestreckten Arm nach vorn, bis der Oberarm auf Schulterhöhe ist. Achten Sie dabei auf einen gestreckten Oberkörper. Bleiben Sie nicht zu lange in dieser Position (1 Sekunde genügt völlig) und senken den gestreckten Arm wieder ab, bis die Hand wieder auf dem Boden ist.

Machen Sie je fünf Durchgänge dieser Übung mit jeweils 8–12 Wiederholungen.

Zu beachten

Halten Sie eine leichte Bauchspannung und stabilisieren so Ihre Körpermitte.

Das Trainingsband ist am Fuß fixiert und wird mit einem Arm nach vorne gezogen.

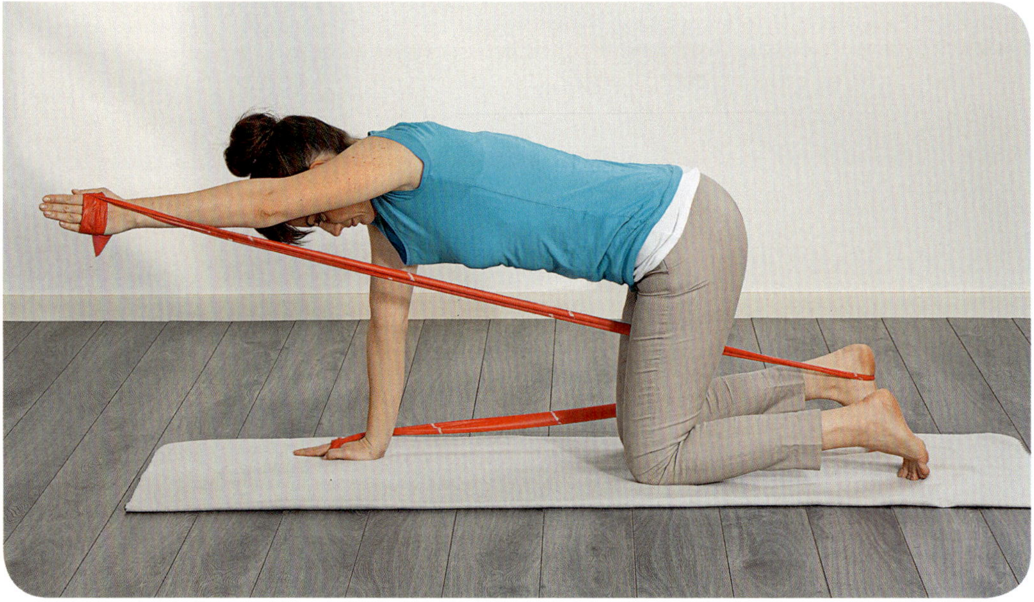

Seitheben mit dem Theraband

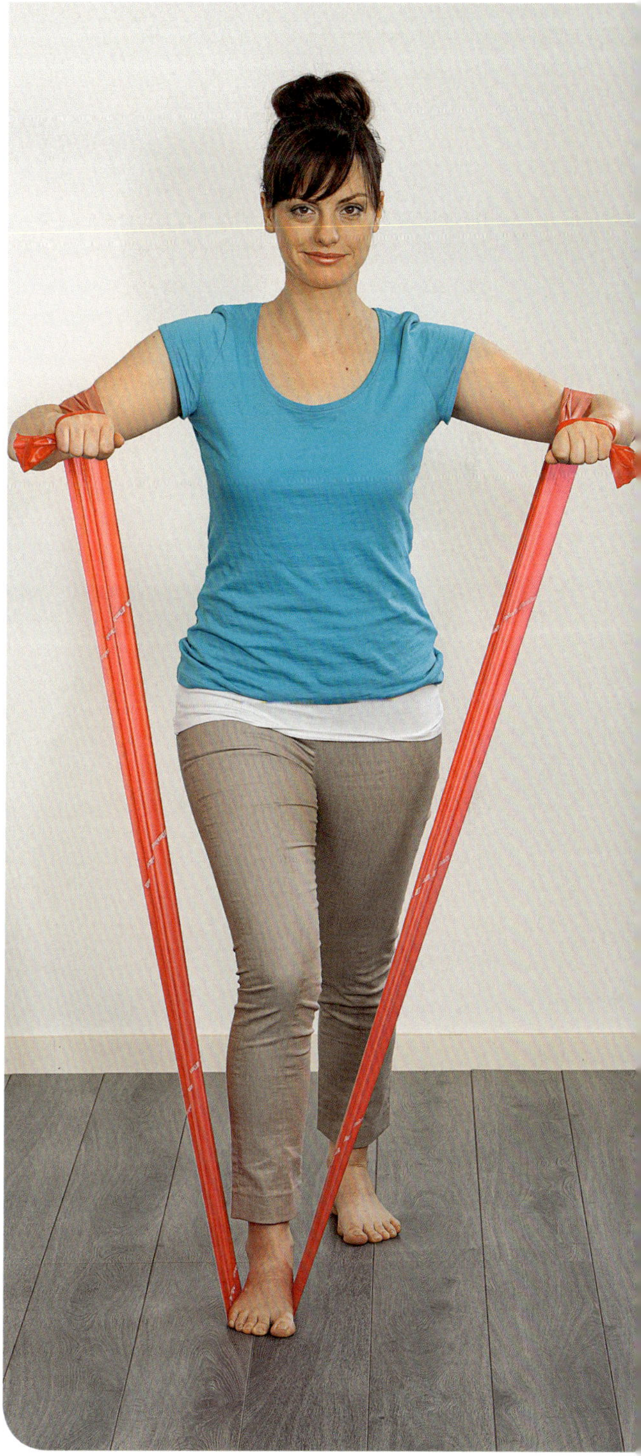

Ausgangsstellung

Stand: Stehen Sie – in Schrittposition – mit einem Fuß mittig auf dem Theraband (damit Sie auf beiden Seiten dieselbe Länge haben). Führen Sie das Band hinter den Oberarmen (oberhalb der Ellbogen) zu den Händen.

Durchführung

Straffen Sie das Theraband und heben Sie gegen den Widerstand des Bandes beide Oberarme seitlich auf Schulterhöhe an.

Machen Sie je fünf Durchgänge dieser Übung mit jeweils 8–12 Wiederholungen.

Zu beachten

Halten Sie eine leichte Bauchspannung und stabilisieren so Ihre Körpermitte.

» Stehen Sie auf dem Theraband – wickeln Sie es um die Oberarme und heben diese seitlich von oben an.

Total gestreckt

Ausgangsstellung

Bauchlage – das Theraband geht unter den Fußsohlen durch und Sie greifen die Enden mit den Händen. Zu Beginn der Übung halten Sie die gebeugten Arme neben dem Kopf auf Schulterhöhe.

Durchführung

Strecken Sie beide Arme neben dem Kopf nach vorn – führen Sie die Hände bis auf Schulterhöhe wieder zurück.

Machen Sie je fünf Durchgänge dieser Übung mit jeweils 8–12 Wiederholungen.

Zu beachten

Halten Sie eine leichte Bauchspannung und stabilisieren so Ihre Körpermitte.

Ganz schön lang gezogen wird der Rücken hier: Strecken Sie beide Arme vor.

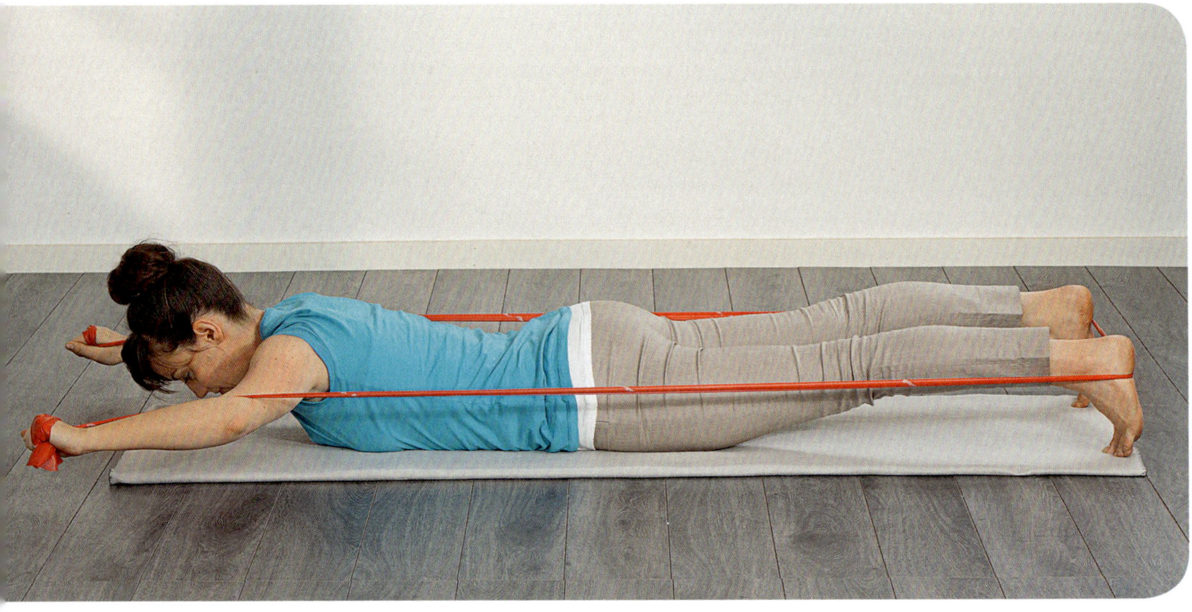

Hands up

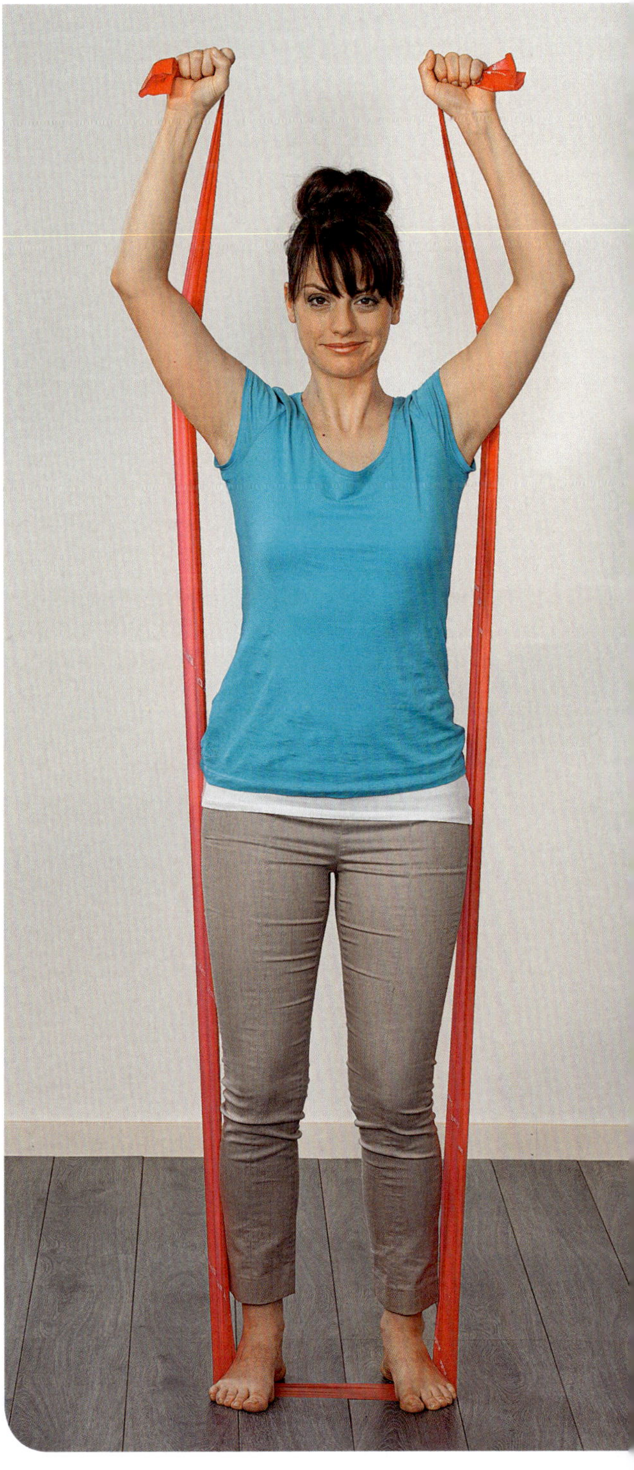

Ausgangsstellung

Stand mit beiden Füßen auf dem Theraband. Achten Sie darauf, etwa in der Mitte des Bandes zu stehen, damit beide Enden gleich lang sind. Die Knie sind leicht gebeugt. Mit beiden Händen halten Sie die Enden des Therabands auf Schulterhöhe fest.

Durchführung

Strecken Sie beide Arme in einer geraden Bewegung nach oben und lassen Sie die Hände wieder auf Schulterhöhe absinken.

Machen Sie je fünf Durchgänge dieser Übung mit jeweils 8–12 Wiederholungen.

Zu beachten

Halten Sie eine leichte Bauchspannung und stabilisieren so Ihre Körpermitte.

» Von der Schulterhöhe ausgehend werden die Arme nach oben gestreckt. Dabei bleiben die Ellbogen leicht gebeugt.

Mona Lisa

Ausgangsstellung

Die folgende Übung kann im Stehen, Sitzen oder auch im Liegen ausgeführt werden.

Durchführung

Stellen oder setzen Sie sich aufrecht hin. Drehen Sie den Kopf auf eine Seite, Ihre Augen wandern während der Kopfbewegung in die entgegengesetzte Richtung. Durch diese „Überkreuzung" von Blick und Nackenbewegung aktivieren Sie die tiefen Stabilisatoren der Nackenmuskulatur. Drehen Sie den Kopf zurück in die Mitte und schauen geradeaus. Dann drehen Sie den Kopf zur anderen Seite und bewegen die Augen wiederum in die entgegengesetzte Richtung.

Machen Sie je vier Durchgänge dieser Übung mit jeweils 12–15 Wiederholungen.

Zu beachten

Bleiben Sie konsequent an der Übung, bis sie sicher durchgeführt werden kann. Lassen Sie sich durch Blickirritationen nicht ablenken und konzentrieren Sie sich auf die Übung.

Die Koordination von Kopfdrehung und Blickrichtung erfordert etwas Übung.

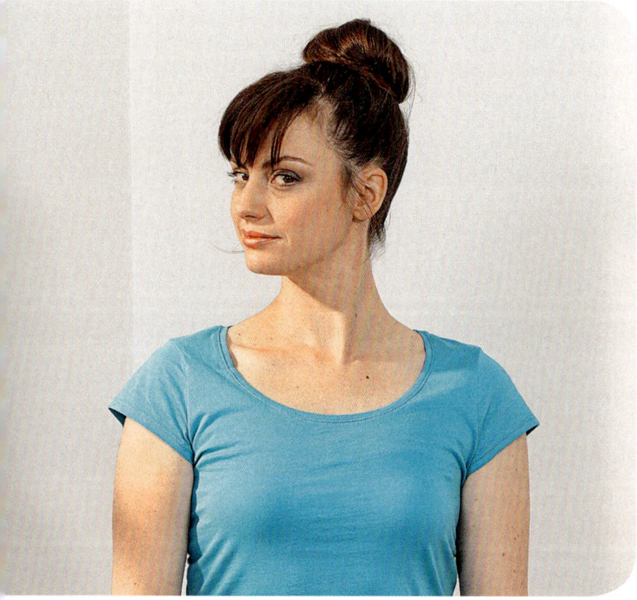

Möglicherweise gelingt es Ihnen auf einer Seite besser als auf der anderen.

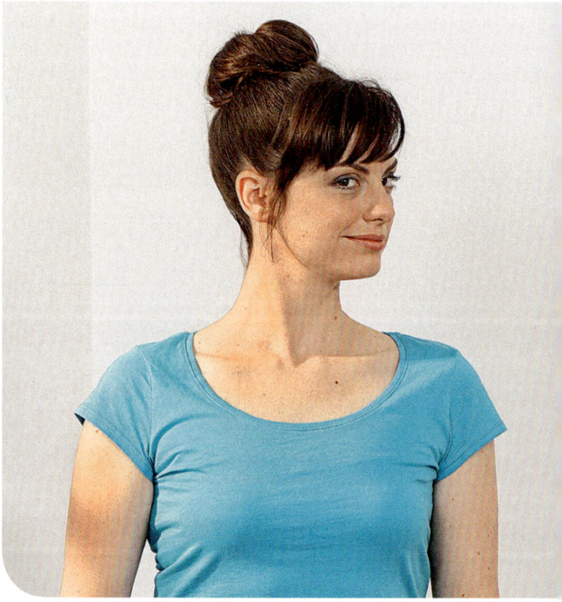

Kopfball

Ausgangsstellung

Im Vierfüßlerstand klemmen Sie einen Ball (Gymnastikball, Minihandball oder auch einen Luftballon) zwischen Ihrem Kopf (Ihrem Scheitel) und der Wand ein. Halten Sie den Ball an der Wand.

Durchführung

Nun führen Sie kleine Mini-Bewegungen mit dem Kopf nach oben, unten, rechts, links aus, ohne dabei den Ball zu verlieren. Mit dieser Übung trainieren Sie die stabilisierende Muskulatur Ihrer Halswirbelsäule.

Machen Sie je vier Durchgänge dieser Übung mit jeweils 12–15 Wiederholungen.

Zu beachten

Halten Sie eine leichte Bauchspannung und stabilisieren so Ihre Körpermitte.

Ballkontrolle: Mit dem Kopf nicht unbedingt durch die Wand – aber halten Sie den Ball.

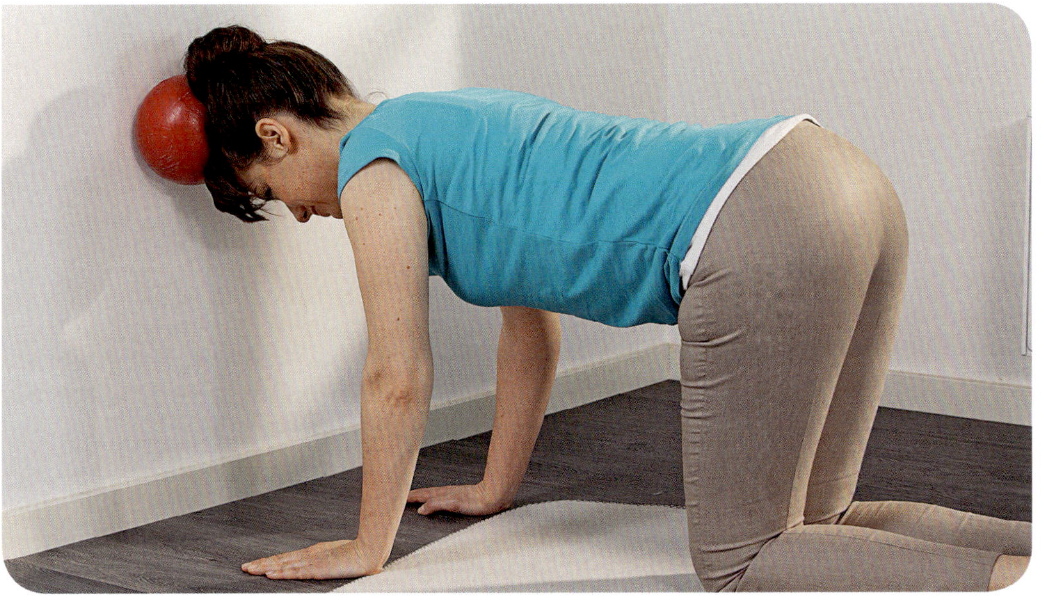

Stegübung

Ausgangsstellung

Bauchlage mit aufgestellten Unterarmen. Stützen Sie sich auf die Ellbogen ab und stellen Sie die Zehenspitzen auf. Nun heben Sie den gesamten Körper zwischen Zehenspitzen und Ellbogen vom Boden ab. Stabilisieren Sie die Körpermitte durch eine Bauch- und Rückenspannung und machen Sie den Nacken dabei lang. Achten Sie unbedingt darauf, nicht mit dem Becken und den Hüften durchzuhängen. Die Bauch- und Rückenspannung muss den Oberkörper und die Körpermitte halten. Verhindern Sie auch ein zu starkes Nach-oben-Wölben des Rückens.

Durchführung

Nun heben Sie im Wechsel ein Bein vom Boden ab, ohne die Körpermitte oder den Nacken zu stark zu lockern. Sie trainieren mit der Übung den Spannungsaufbau im Körper bei korrekter Hals- und Kopfhaltung.

Machen Sie je vier Durchgänge dieser Übung mit jeweils 12–15 Wiederholungen.

Zu beachten

Halten Sie eine leichte Bauchspannung und stabilisieren so Ihre Körpermitte. Achten Sie darauf, den Körper – wie ein Brett – möglichst gerade zu halten und auch keine Ausweichbewegungen mit dem Becken zu machen.

Eine stabile Körpermitte hilft dabei, den Kopf zu kontrollieren.

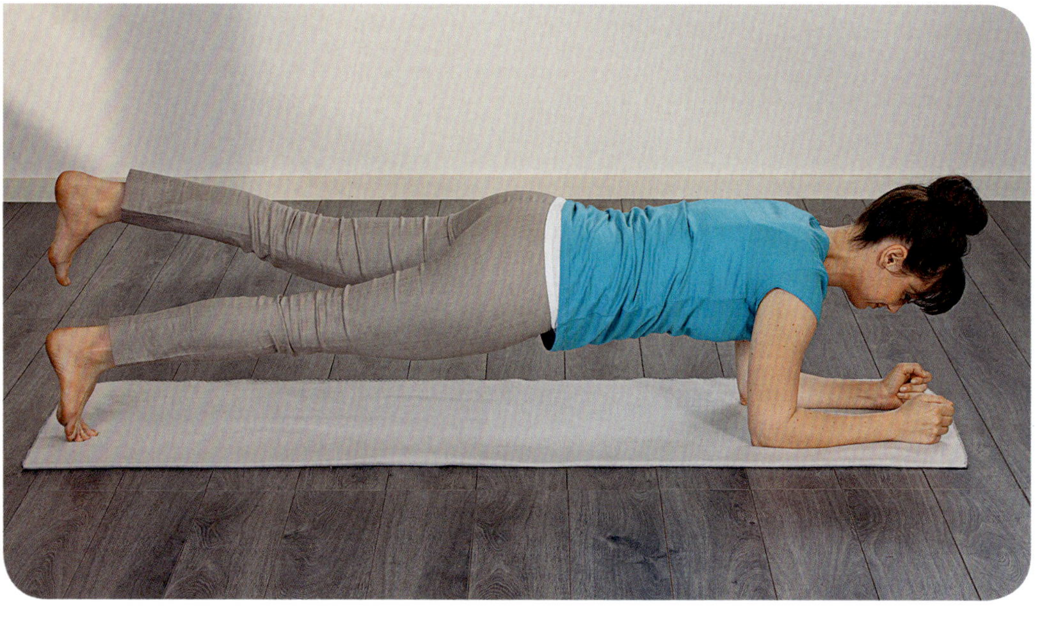

Ja nicken

Ausgangsstellung

Legen Sie sich bequem auf den Rücken. Gerne können Sie ein Kissen unter den Kopf legen.

Durchführung

Bringen Sie nun das Kinn in einer kleinen Bewegung in Richtung Hals. Achten Sie darauf, diese Bewegung langsam und kontrolliert klein durchzuführen. Bei der korrekten Ausführung der Übung können folgende Vorstellungen helfen:

- Durch Ihre Ohren verläuft ein Stab – um diesen Stab (die Bewegungsachse bei dieser Übung) drehen Sie Ihren Kopf.
- Sie „nicken" ein kleines Ja. Dazu stellen Sie sich vor, Sie gehen mit Ihrem Kind in die Eisdiele und nicken ein kleines Ja für jede Kugel Eis.

Machen Sie je vier Durchgänge dieser Übung mit jeweils 12–15 Wiederholungen.

Zu beachten

Am vorderen Hals verläuft ein starker oberflächlicher Muskel rechts und links. Legen Sie Ihre Fingerspitzen auf diesen Muskel. Während der Bewegung (das kleine Ja) darf dieser Muskel nicht einmal „zucken". Wenn dieser Muskel anspringt, bedeutet es, Sie machen die Bewegung zu schnell oder mit zu viel Kraft. Machen Sie weniger.

Die Drehachse für die kleine Nickbewegung verläuft durch Ihre Ohren.

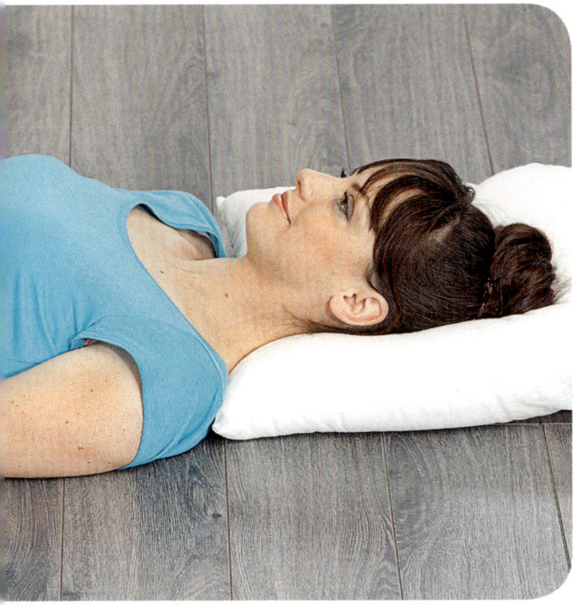

Am Ende der Nickbewegung mit dem Kopf müssten Sie ein (kleines) Doppelkinn haben.

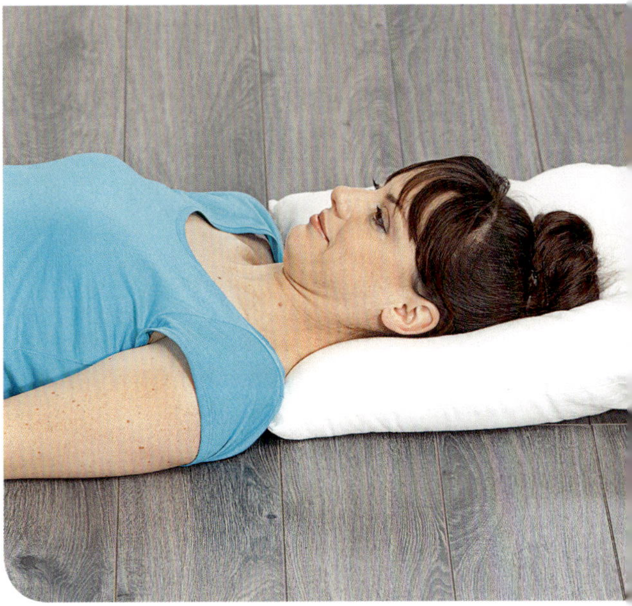

Dem Drehen widerstehen

Ausgangsstellung

Sitzend oder auch im Stehen können Sie die folgende Übung durchführen, die der Stabilisation der oberen Kopfgelenke dient. Halten Sie einen Holzmundspatel zwischen den Zähnen.

Durchführung

Sie drücken nun mit einem Daumen den Holzmundspatel an einer Seite nach unten und an der anderen Seite nach oben. Bauen Sie die Spannung langsam auf und achten Sie besonders darauf, den Kopf nicht zu verdrehen. Dann lösen Sie die Spannung wieder. Wechseln Sie auch die diagonalen Druckrichtungen.

Machen Sie je vier Durchgänge dieser Übung mit jeweils 12–15 Wiederholungen.

Zu beachten

Diese Übung ist nur geeignet, wenn Sie keine lockeren Zähne, Zahnteile oder Prothesen haben. Der Widerstand am Holzmundspatel darf keine Beschwerden an den Zähnen auslösen.

Übung mit Biss: So stabilisieren Sie die tiefen Nackenmuskeln.

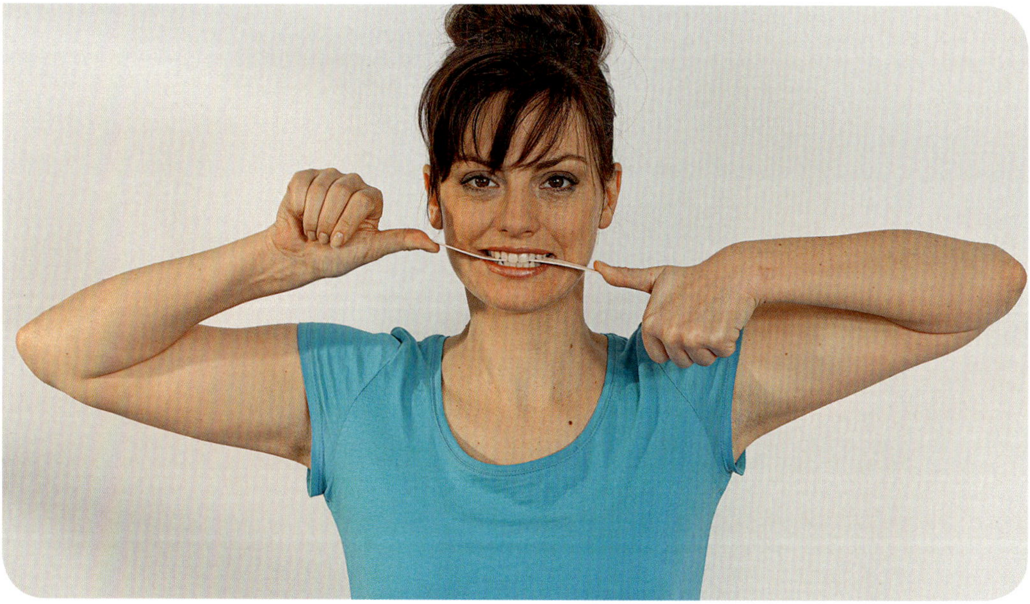

Meinen Knochen gebe ich nicht her

Ausgangsstellung

Bei folgender Koordinationsübung für den Kiefer-Kopf-Nacken-Bereich halten Sie auch wieder einen Holzmundspatel quer zwischen den Zähnen, so wie ein Hund seinen Knochen im Maul trägt. Sie können bei der Übung aufrecht sitzen oder auch stehen.

Durchführung

Sie greifen den Holzmundspatel an einer Seite und versuchen, ihn auf diese Seite zu ziehen (nicht ruckartig, sondern Zug langsam erhöhen). Dabei halten Sie mit dem Kopf die Position und lassen den Kopf nicht auf die Seite ziehen. Die Spannung langsam wieder lösen. Führen Sie diese Übung in beide Richtungen durch. Machen Sie je vier Durchgänge dieser Übung mit jeweils 12–15 Wiederholungen.

Variation:
Greifen Sie den Spatel auf beiden Seiten und bauen Sie einen langsamen Zug nach vorn auf. Dabei muss der Kopf in der Position bleiben. Lassen Sie Ihren Kopf nicht verrücken. Dieselbe Spannung können Sie auch nach hinten, oben oder unten aufbauen.

Zu beachten

Diese Übung ist nur geeignet, wenn Sie keine lockeren Zähne, Zahnteile oder Prothesen haben. Der Widerstand am Holzmundspatel darf keine Beschwerden an den Zähnen auslösen.

Ziehen Sie stetig am Spatel und halten genauso mit einer stabilen Halswirbelsäule dagegen. Wenn Sie zu fest beißen, bricht der Spatel durch.

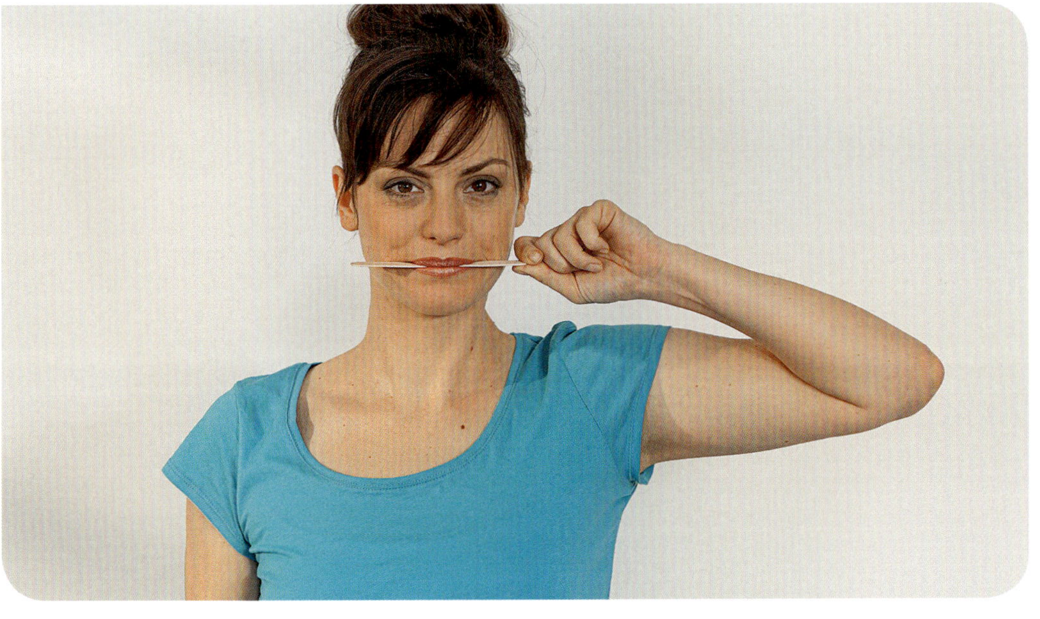

Nackenmassage

Ausgangsstellung

Die Massageübung können Sie im Stehen, Sitzen oder auch im Liegen durchführen. Suchen Sie sich dazu am besten die für Sie angenehmste Position. Können Sie in der Ausgangsposition gut entspannen, entfalten die Massagetechniken auch ihren besten Effekt.

Durchführung

Massieren Sie die Muskeln des Nackens bis in die Schulterregion mit sanften kreisenden Bewegungen durch. Kneten Sie die Muskeln auch einmal zwischen Daumen und Zeigefinger durch. Je nach Bedarf und Zeit können Sie diese Techniken bis zu 10 Minuten durchführen.

Zu beachten

Der Druck sollte nicht zu schmerzhaft sein. Seien Sie sanft zu sich.

Entspannen Sie Ihre Nackenpartie mit einer angenehmen Massage der Muskulatur. Sie können dazu kreisende, leicht klopfende oder knetende Techniken anwenden.

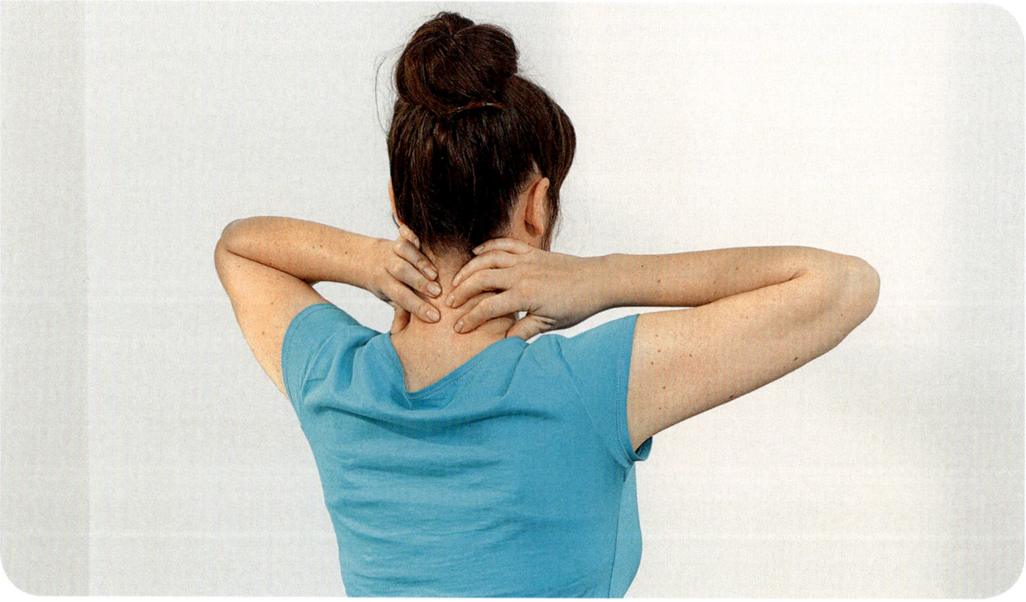

Schulterkreisen

Ausgangsstellung
Stellen oder setzen Sie sich aufrecht hin.

Durchführung
Winkeln Sie beide Arme seitlich an und legen Ihre Fingerkuppen auf Ihre Schultern auf. Nun lassen Sie beide Ellbogen möglichst große Kreise ausführen. Kreisen Sie langsam erst nach vorn, dann nach hinten. Dabei wird die gesamte Schultergürtel- und Nackenmuskulatur bewegt und reaktiv entspannt. Machen Sie vier Durchgänge dieser Übung mit jeweils 15–25 Wiederholungen.

Zu beachten
Führen Sie die Bewegung am Anfang nicht zu schnell durch. Betonen Sie hierbei die Bewegung nach hinten, um Ihre Verspannungen effektiv zu lösen.

Die Armhaltung – wie weit Sie Ihre Schultern erreichen oder nicht – ist nicht so relevant, es kommt auf die großzügigen Kreisbewegungen an.

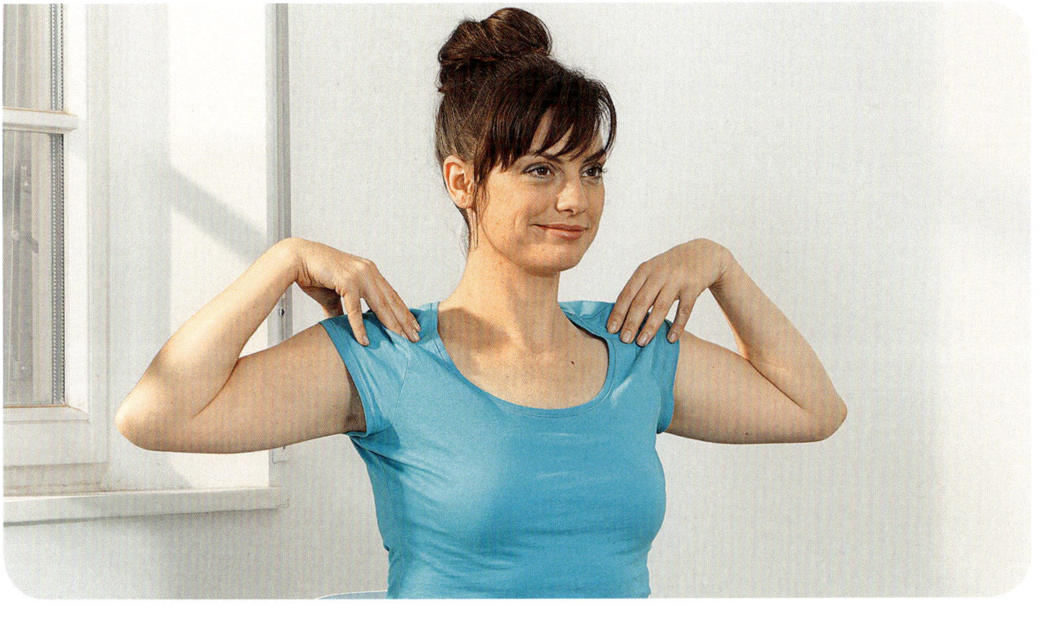

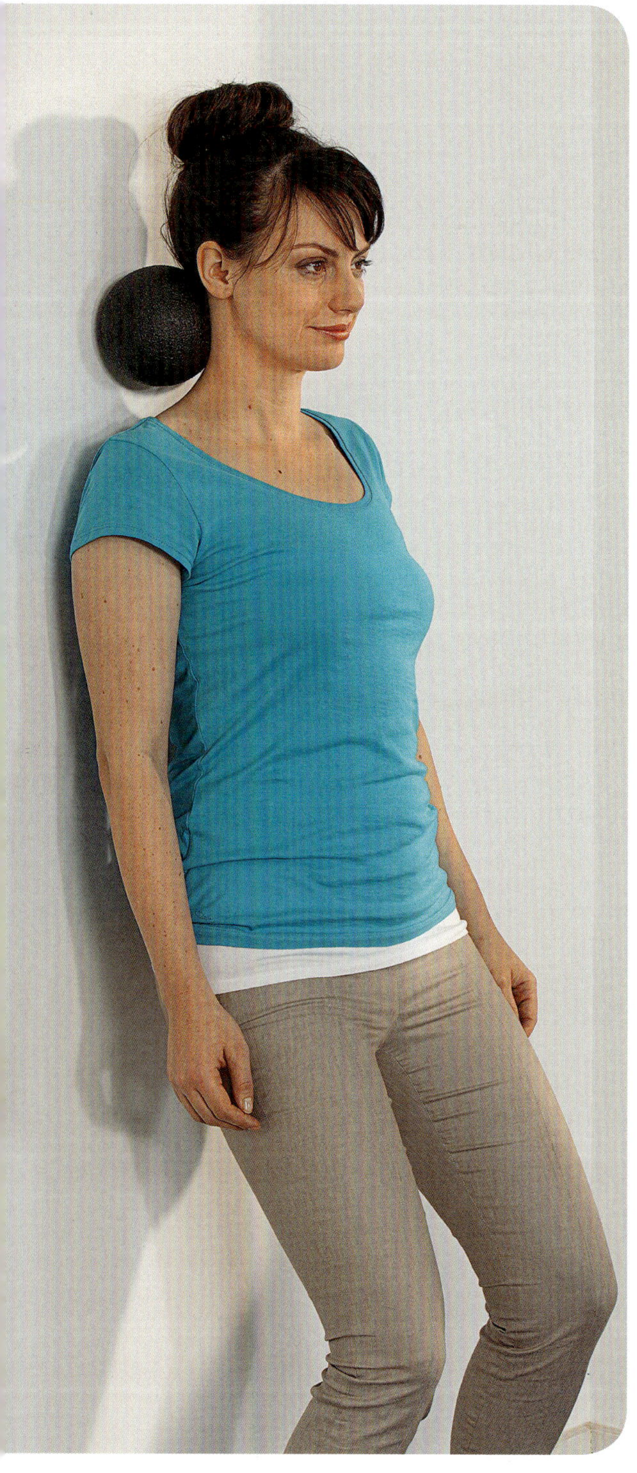

Nackenmassage mit dem Blackroll-Duo-Ball

Ausgangsstellung

Stehend mit dem Rücken zu einer Wand. Legen Sie den Blackroll-Duo-Ball in den Nacken (alternativ können Sie dazu auch einen Tennisball oder einen Igelball verwenden).

Durchführung

Nun rollen Sie mit dem Duo-Ball an der Wand nach unten und oben. Der Abstand der Füße zur Wand reguliert den ausgeübten Druck des Duo-Balls in den Nacken:

- Stehen die Füße dicht an der Wand: reduzierter Druck in die Nackenmuskulatur
- Stehen die Füße weiter von der Wand entfernt: stärkerer Druck in die Nackenmuskulatur

Rollen Sie 8–12 × mit der Rolle an der Wand entlang nach oben und unten. Dies führen Sie viermal hintereinander aus.

Zu beachten

Der Druck sollte nicht zu stark sein und Ihre Beschwerden dürfen durch die Übung ebenfalls nicht stärker werden.

« Besonders geeignet durch seine spezielle Form: Der Duo-Ball – angenehme Massage für den Nacken.

Druckpunkt

Ausgangsstellung

Rückenlage mit aufgestellten Beinen. Sie legen sich mit dem Rücken auf einen Blackroll-Ball (alternativ können Sie dazu auch einen Tennisball oder einen Igelball verwenden). Der Ball sollte zwischen der Wirbelsäule und dem Schulterblatt zu liegen kommen.

Durchführung

Sie bewegen sich nicht. Lassen Sie den Druck des Balls in die Muskulatur zu und erspüren die eintretenden Veränderungen. Der Druckschmerz sollte sich mit der Zeit reduzieren und die Muskelspannung wird ebenfalls weniger.

Behalten Sie diese Position so lange bei, bis Sie eine deutliche Schmerzreduktion oder eine deutliche Spannungsreduktion in der Muskulatur spüren. Dies kann schon einmal 3–5 Minuten dauern. Mit der Zeit stellen sich diese Verbesserungen dann auch schneller ein.

Zu beachten:

Legen Sie den Ball nacheinander auf beide Seiten der Wirbelsäule.

Obwohl der Ball anfangs durchaus schmerzhaft in die verspannte Muskulatur drückt, bleiben Sie möglichst entspannt liegen und warten ab, wie sich der Schmerz langsam löst.

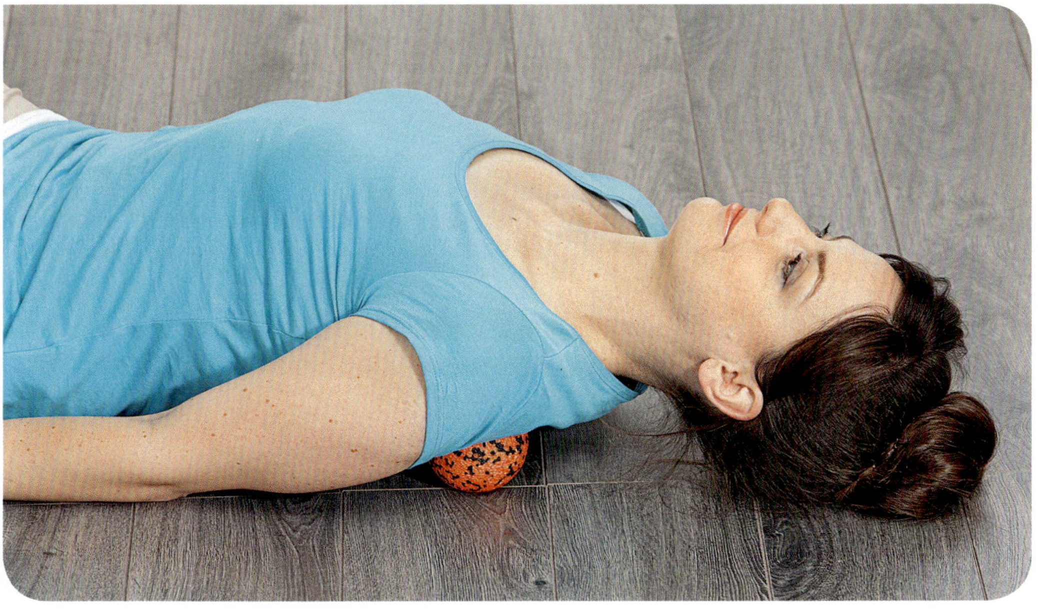

Übungsprogramme

Wenn es Ihnen schwerfällt, eine eigene Übungsroutine zu entwickeln, hilft Ihnen sicher eines der drei folgenden Programme, die Nackenübungen in Ihren Alltag zu integrieren.

Dies sind drei praxiserprobte Möglichkeiten mit unterschiedlichem zeitlichem Aufwand, um Ihre Beschwerden bleibend verändern und verbessern zu können. Je nach individuellem Stadium Ihrer Beschwerden ergeben sich unterschiedliche Voraussetzungen und Notwendigkeiten für das Trainieren:

- Bei akuten Problemen ist tägliches Üben und Entlasten sinnvoll.
- Bei chronischen Problemen hilft nur regelmäßiges Üben und Trainieren (z. B. 2 × pro Woche).
- Um einseitige Belastungen auszugleichen (Arbeitshaltung: Schreibtisch), bauen Sie zwischendurch kleine Übungen ein.

In der Akutphase täglich 10 Minuten

Akute Beschwerdephasen erfordern auch konsequente Zuwendung in Form von regelmäßigem Training. Haben Sie akute Beschwerden mit Schmerzen, sollten Sie täglich etwas dagegen unternehmen.

Sehr hilfreich ist dabei das 10-Minuten-Trainingsprogramm (3–5 Übungen):

- für das tägliche Üben in der akuten Problemphase
- herausfinden, was gut tut

Für dieses überschaubare Trainingsprogramm wählen Sie 3–5 Übungen, nach dem Ergebnis Ihres Bewegungstests, aus. Das heißt, Sie suchen gezielt Übungen heraus, die dazu geeignet sind, Ihre Beschwerden abklingen zu lassen. Ergänzend können noch Übungen aus dem Bereich der Ausdauer, der Kraft, aus dem Bauchmuskeltraining oder Übungen mit eher koordinativem Anspruch ausgewählt werden, um das Trainingsprogramm sinnvoll zu ergänzen.

Wenn Sie nun mit jeder Übung vier Durchgänge mit jeweils 15–25 Wiederholungen durchführen, zwischen den Durchgängen eine angemessene Pause von ca. 20–30 Sekunden einhalten, sollte ein Trainingszeitraum von etwa 10 Minuten zu realisieren sein.

Zweimal 30 Minuten bei chronischen Beschwerden

Eine abklingende Akutphase oder chronische Beschwerden, also solche, die länger als sechs Monate bestehen, sind ein klares Zeichen für weitere Trainingseinheiten, die sich jedoch nicht unbedingt in den täglichen Ablauf drängen müssen. Verschwinden Ihre Beschwerden also bereits und Sie sind aus der akuten Phase raus, müssen Sie nicht mehr unbedingt täglich üben. Dennoch ist es wichtig, am Ball zu bleiben. Das Gleiche gilt bei chronischen Beschwerden.

Hier ist das 2 ×-30-Minuten-Programm gut geeignet (8–12 Übungen):

- An zwei Tagen den Nacken-Schulter-Bereich mit zwei Trainingseinheiten stärken.
- Präventiv den Nacken-Schulter-Bereich trainieren und Fehlhaltungen abbauen.

Wenn Sie an zwei Trainingstagen eine etwas intensivere Trainingseinheit durchführen wollen, bietet sich das 2 ×-30-Minuten-Programm an. Dazu wählen Sie nach dem Testergebnis Ihre speziellen Übungen aus (passend zu Ihrem primären Beschwerdebild) und ergänzen diese mit Übungen aus den anderen Zielbereichen (Ausdauer, Kraft, Bauchmuskeltraining und Koordination). So ergibt sich bei vier Durchgängen pro Übung mit 15–25 Wiederholungen, inklusive Pausen, eine Trainingszeit von 30 Minuten.

Das Zwischendurch-Programm

Bei alltäglichen einseitigen Belastungshaltungen für die Nacken-Schulter-Region, wie sie sich beispielsweise beim Arbeiten am PC oft einstellen, benötigen Sie konsequente Abwechslung und Entlastungen. Haben Sie Ihre Beschwerden weitgehend im Griff, kann ein Programm mit kleinen praktischen Übungen, die nicht viel Zeit und Aufwand fordern, Ihnen die nötige Stabilität für alltägliche Belastungen bieten.

Diese Übungen sind einfach und ohne Materialaufwand machbar und dennoch verblüffend in ihrer Effektivität. Immer, wenn Sie scheinbar keine Zeit für Ihre Übungen haben, wenn der Stress Ihnen wieder einmal im Nacken sitzt, machen Sie ein oder zwei der folgenden Übungen.

Überraschungseffekt

Um im Training eine größere Abwechslung zu bekommen, können Sie Ihre Übungen auf kleine Zettel (post-it) schreiben. Wählen Sie aus allen Übungen 15–20 aus. Notieren Sie sich den Namen oder die Nummer der Übung. Die Zettel falten Sie zweimal und packen alle in ein Glas. Nun ziehen Sie an jedem Trainingstag Ihre 3–5 Übungen des Tages (für das tägliche 10-Minuten-Programm) oder ihre 8–12 Übungen (für das 2 ×-30-Minuten-Programm). So haben Sie jedes Mal eine andere Zusammenstellung. Das überrascht auch Ihren Körper jedes Mal aufs Neue.

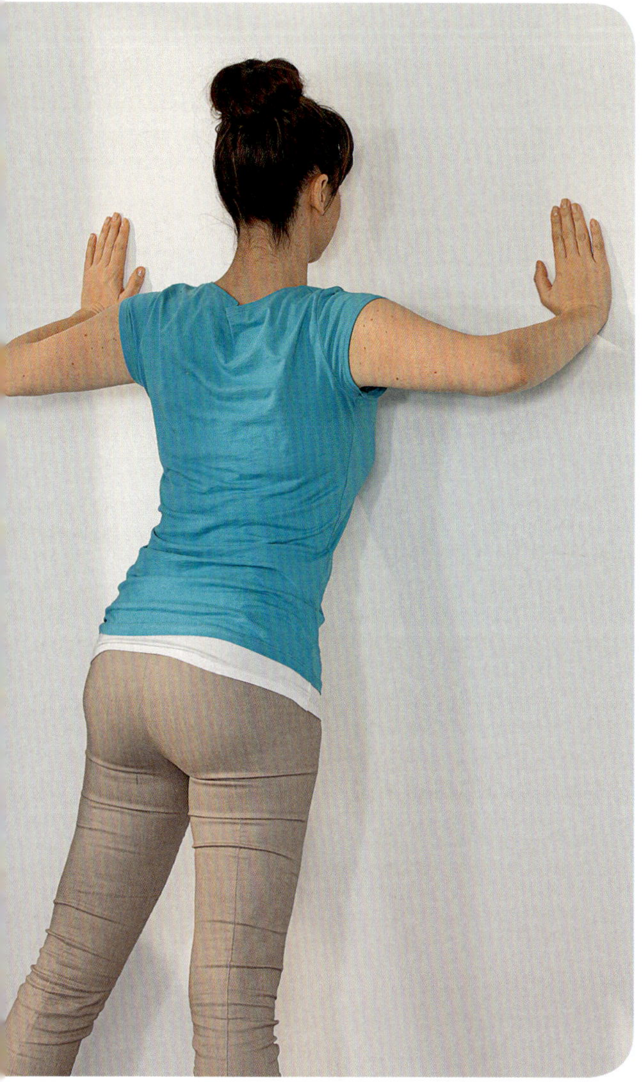

▲ Liegestütze kräftigen den Schulter-Nacken-Bereich.

Standliegestütz

Ausgangsposition

Sie stehen vor einer Wand. Stützen Sie sich mit den Händen (etwa in Schulterhöhe) an der Wand ab.

Durchführung

Sie machen einfache Liegestütze im Stehen an der Wand. Je weiter die Füße von der Wand entfernt sind, desto intensiver wird die Übung. Stehen die Füße dichter an der Wand, wird Ihnen diese Übung sehr leicht fallen.

Wiederholen Sie diese Bewegung 12–15 × und machen Sie davon vier Durchgänge mit einer kurzen Pause.

Zu beachten

Halten Sie während der Übung den Nacken gerade, vermeiden Sie eine zu starke Hohlkreuzbildung auch in der Lendenwirbelsäule. Eine kleine verstärkte Bauchspannung hilft bei der Stabilisation der Körperlängsachse und verhindert Fehlbelastungen.

Triggerpunkt am Nacken

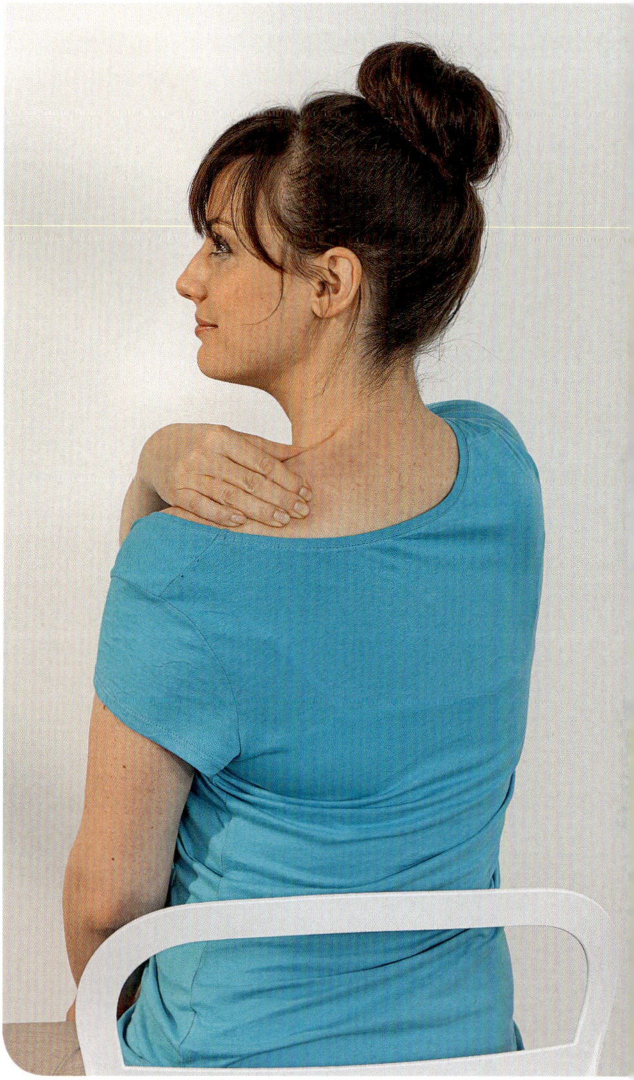

Drücken Sie den Triggerpunkt im verspannten Nacken, bis die Schmerzempfindung nachlässt.

Ausgangsposition

Diese Triggertechnik des Trapezmuskels kann sowohl im Sitzen als auch im Stehen durchgeführt werden.

Durchführung

Sie greifen sich den oberen Schultermuskel etwa in der Mitte der Schulter-Nacken Linie (im „fleischigsten" Bereich). Suchen Sie dort die schmerzhafteste Stelle und drücken Sie diese zwischen Daumen und Zeigefinger fest zusammen. Diesen Druck halten Sie 30–60 Sekunden. In dieser Zeit sollte sich die Schmerzempfindung langsam aber sicher reduzieren. Stellt sich diese Entwicklung nicht ein, der Schmerz bleibt also unverändert oder er wird sogar noch stärker, dann wechseln Sie den Druckpunkt.

Zu beachten

Der Schmerz sollte nicht verstärkt werden, sondern langsam abnehmen.

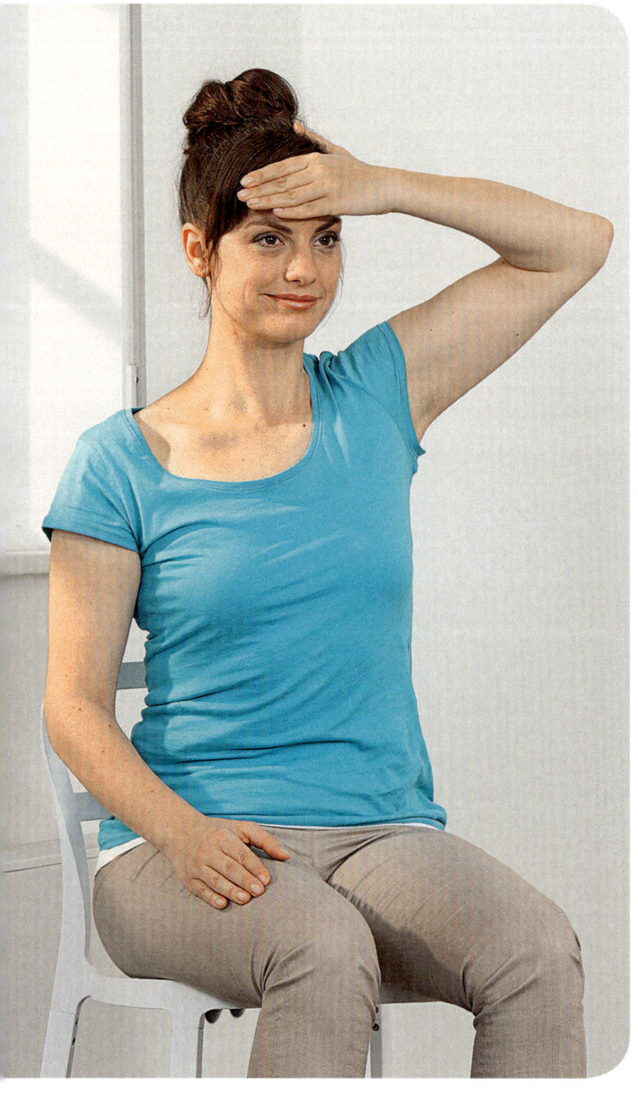

⬆ Eine kurze Muskelaktivierung sorgt für nachhaltige Entspannung und bessere Durchblutung.

Halten-Entspannen der Beugung

Ausgangsposition

Die folgende Übung kann ebenfalls im Stehen oder alternativ auch in einer sitzenden Ausgangsposition ausgeführt werden.

Durchführung

Richten Sie Kopf und Nacken gerade auf. Nun bauen Sie mit einer Hand langsam und gleichmäßig einen Widerstand an der Stirn auf. Sie versuchen, den Kopf dabei nach hinten zu drücken. Der Kopf bleibt jedoch unverändert an Ort und Stelle und gibt dem Druck nicht nach – er hält!

Diese Spannung halten Sie 15–25 Sekunden und bauen diese ebenso langsam und kontrolliert wieder ab, bis die Nackenmuskeln völlig entspannt sind. Diesen Vorgang wiederholen Sie viermal.

Zu beachten

Achten Sie auf eine gerade Position von Hals und Kopf und vermeiden Sie Ausweichbewegungen während der gehaltenen Spannung.

Halten-Entspannen der Seitneigung

Ausgangsposition

Die folgende Übung kann ebenfalls im Stehen oder alternativ auch in einer sitzenden Ausgangsposition ausgeführt werden.

Durchführung

Richten Sie Kopf und Nacken gerade auf. Nun bauen Sie mit einer Hand langsam und gleichmäßig einen Widerstand an der Kopfseite auf. Sie versuchen, den Kopf dabei zur Gegenseite zu drücken. Der Kopf bleibt jedoch unverändert an Ort und Stelle und gibt dem Druck nicht nach – er hält!

Diese Spannung halten Sie 15–25 Sekunden und bauen diese ebenso langsam und kontrolliert wieder ab, bis die Muskeln völlig entspannt sind. Diesen Vorgang wiederholen Sie viermal.

Vergessen Sie nicht, diese Übung auf beiden Kopfseiten durchzuführen.

Zu beachten

Achten Sie auf eine gerade Position von Hals und Kopf und vermeiden Sie Ausweichbewegungen während der gehaltenen Spannung.

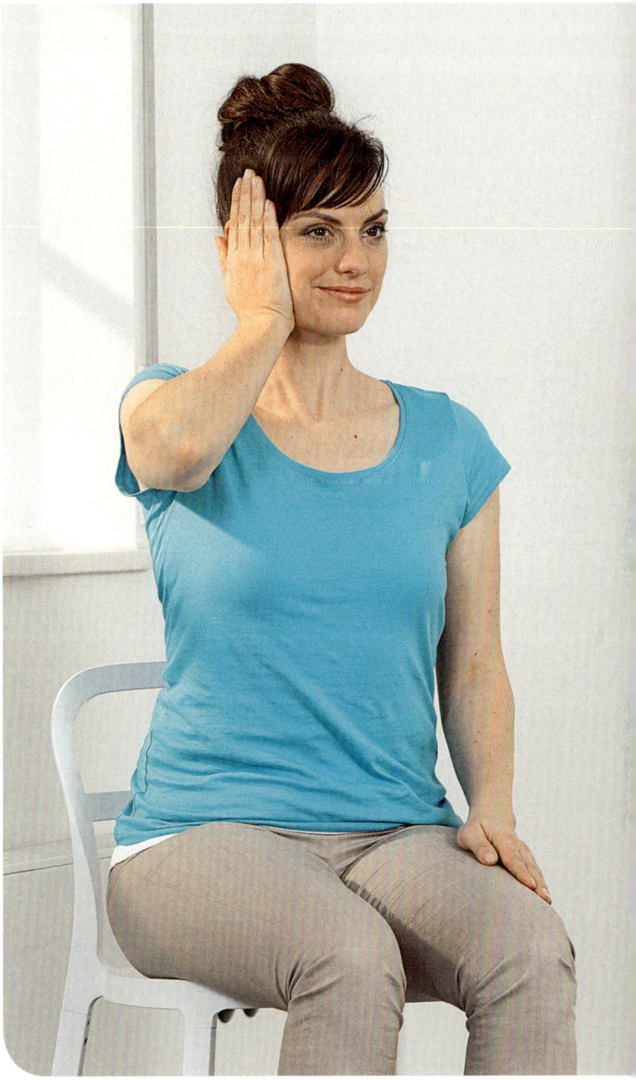

Seitliche Spannungen sorgen für Stabilität und Entspannung.

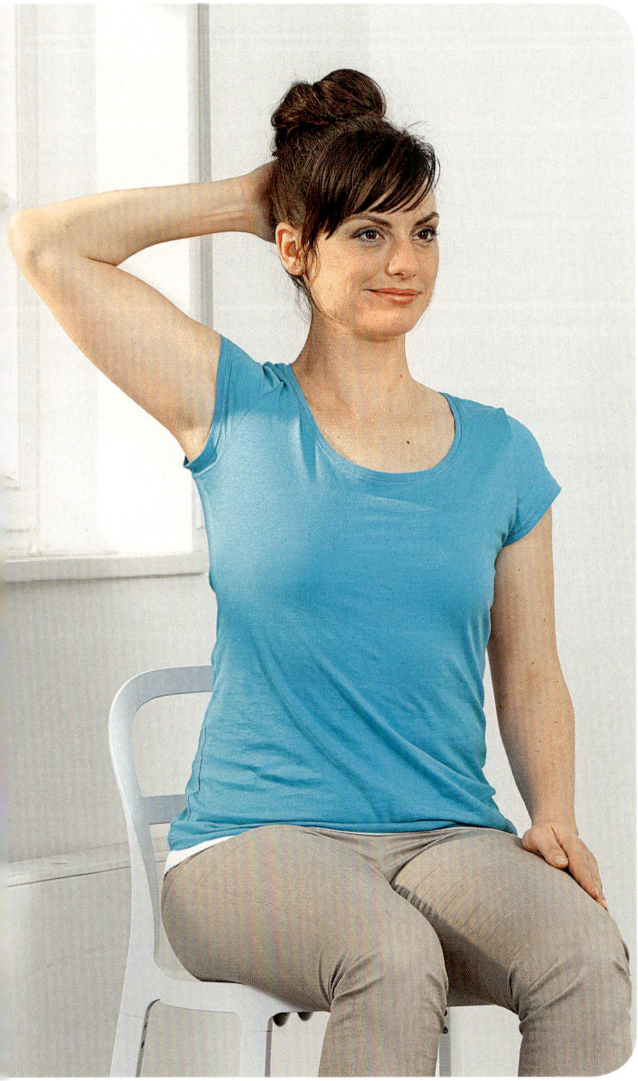

▲ Die Streckmuskeln halten den Druck nach vorne.

Halten-Entspannen der Streckung

Ausgangsposition

Die folgende Übung kann ebenfalls im Stehen oder alternativ auch in einer sitzenden Ausgangsposition ausgeführt werden.

Durchführung

Richten Sie den Kopf/Nacken gerade auf. Nun bauen Sie mit einer Hand langsam und gleichmäßig einen Widerstand am Hinterkopf auf. Sie versuchen, den Kopf dabei nach vorn zu drücken. Der Kopf bleibt jedoch unverändert an Ort und Stelle und gibt dem Druck nicht nach – er hält!

Diese Spannung halten Sie 15–25 Sekunden und bauen diese ebenso langsam und kontrolliert wieder ab, bis die Muskeln völlig entspannt sind. Diesen Vorgang wiederholen Sie viermal.

Zu beachten

Achten Sie auf eine gerade Position von Hals und Kopf und vermeiden Sie Ausweichbewegungen während der gehaltenen Spannung.

Halten-Entspannen der Drehung

Ausgangsposition

Die folgende Übung kann ebenfalls im Stehen oder alternativ auch in einer sitzenden Ausgangsposition ausgeführt werden.

Durchführung

Richten Sie den Kopf/Nacken gerade auf. Nun bauen Sie mit einer Hand langsam und gleichmäßig einen Widerstand an der rechten Wange unter dem Auge (rechte Hand) und am linken Hinterkopf (mit der linken Hand) auf. Sie versuchen, den Kopf dabei nach links zu drehen. Der Kopf bleibt jedoch unverändert an Ort und Stelle und gibt dem Druck nicht nach – er hält!

Diese Spannung halten Sie 15–25 Sekunden und bauen diese ebenso langsam und kontrolliert wieder ab, bis die Muskeln völlig entspannt sind. Diesen Vorgang wiederholen Sie viermal.

Vergessen Sie nicht, diese Übung auf beiden Kopfseiten für beide Drehrichtungen durchzuführen.

Zu beachten

Achten Sie auf eine gerade Position von Hals und Kopf und vermeiden Sie Ausweichbewegungen während der gehaltenen Spannung.

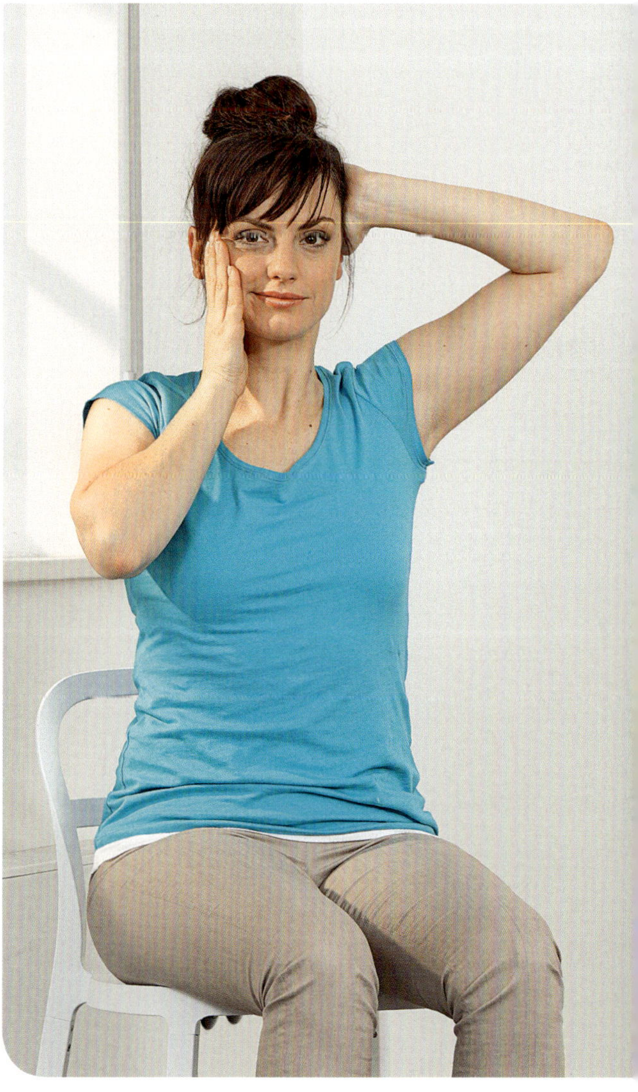

Nicht durchdrehen: Rotationsspannungen zur Lockerung der Muskeln.

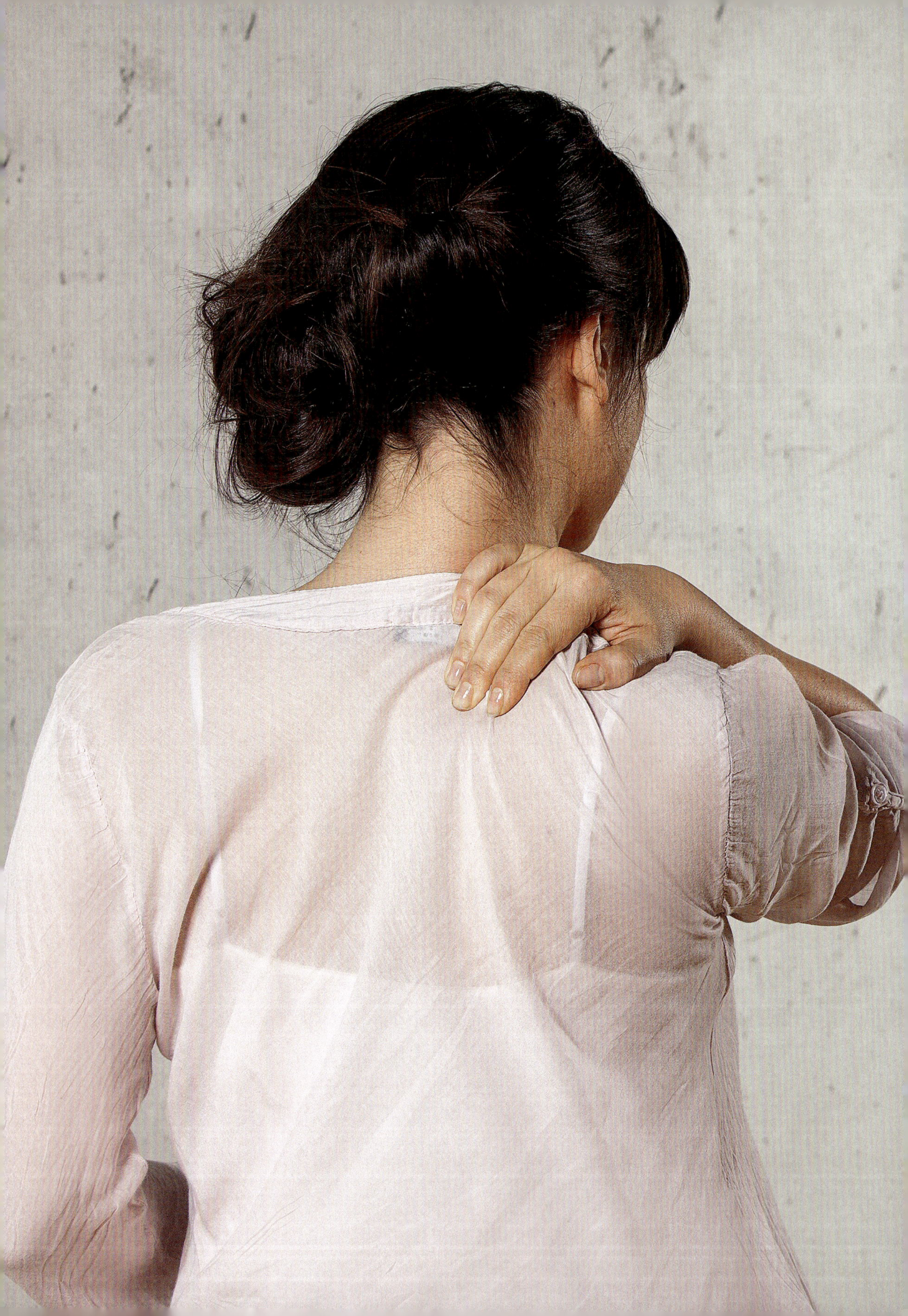

Wenn Selbsthilfe nicht ausreicht

Bei starken Schmerzen oder unerklärlichen Beschwerden sollten Sie sofort zum Arzt gehen. Holen Sie sich auch Hilfe, wenn Sie Ihre Beschwerden allein nicht in den Griff bekommen.

Professionelle Hilfe bei HWS-Problemen

Oft ist es sinnvoll, zunächst den Hausarzt aufzusuchen. Sie können natürlich auch direkt zum entsprechenden Facharzt gehen, wenn Sie Ihr Problem bereits kennen.

Haben Sie z. B. lokale Schmerzen in der Halswirbelregion mit ausstrahlenden Beschwerden über die rechte Schulter und den rechten Arm entlang bis zur Hand, sind folgende medizinische Fachbereiche und Untersuchungen sinnvoll:

- Der Hausarzt als erster Ansprechpartner wird die erste richtungsweisende Untersuchung vornehmen und die weiteren Schritte einleiten.
- Um ernsthafte Verletzungen und Erkrankungen auszuschließen, wird ein Röntgenbild erstellt, bei dem die knöchernen Strukturen erkennbar sind. Hierbei kann auch ein evtl. vorhandener Knochenbruch an der Wirbelsäule erkannt werden.
- Der Neurologe kann die ausstrahlenden Beschwerden, die ein Hinweis auf eine Nervenreizung sind, genauer untersuchen und gegebenenfalls weitere erforderliche Schritte in der Diagnostik und in der Therapie einleiten.
- Ein Orthopäde untersucht die Halswirbelsäule mit speziellen Testverfahren auf spezifische Funktionsstörungen hin.
- In der Physiotherapie können Funktionsstörungen der Muskeln, Nerven, der Gelenke oder des Bindegewebes umfassend untersucht und auch konservativ (ohne operativen Eingriff) behandelt werden.

Häufige Ursachen für HWS-Beschwerden

Die häufigsten Ursachen für Beschwerden in der Halswirbelsäule sind Überlastungen der Gelenke, Bandscheiben und der Muskeln. Oft liegen zusätzliche Einflussfaktoren wie eine einseitige Arbeits- oder Sitzhaltung vor, die den Krankheitsverlauf mit bestimmen. In den Untersuchungen werden vor allem diese Ursachen gezielt gesucht und die Relevanz für die aktuelle Episode bestätigt, um dann die geeignete Therapie durchzuführen. Erst wenn sich die normalen Verdächtigen nicht in der erwarteten Art und Weise als die Schuldigen erweisen, sind weitere Untersuchungen zwingend notwendig, um die Ursachen weiter zu klären. Die ärztliche Untersuchung gilt bei HWS-Beschwerden in erster Linie dem Bewegungsapparat. Dazu werden mittels Funktionsdiagnostik Gelenke, Muskeln und Nerven getestet. Um andere Ursachen auszuschließen, kommen auch apparative Untersuchungsverfahren zum Einsatz.

Beschwerden in der Halswirbelsäule machen sich bei jedem Betroffenen durch unterschiedliche Auswirkungen bemerkbar. Die nachfolgende Tabelle gibt dazu einen Überblick. Die aufgelisteten Symptome sind in der Praxis häufig anzutreffen und geben bereits erste Hinweise auf die wahrscheinlich betroffenen Strukturen.

Dauerschmerz oder Bewegungsschmerz?

Sind die Schmerzen konstant vorhanden, egal, was Sie tun oder bleiben lassen, handelt es sich meistens um eine Entzündung. Dafür kommen die Nerven, Muskeln oder

Krankheitszeichen bei Nackenbeschwerden

Symptome	wahrscheinlich betroffene Struktur	zuständiger Facharzt
lokal begrenzter Schmerz (einseitig an der HWS)	• Wirbelgelenk • Muskulatur • Bandscheibe • Nervenreizung	Hausarzt Orthopäde
mittige Schmerzen an der HWS	• Bandscheibe • Muskulatur	Hausarzt Orthopäde
ausstrahlende Schmerzen über die Schulter bis in die Arme/Hände mit oder ohne Taubheitsgefühlen	• Bandscheibe • Nervenreizung • Rückenmarkskanal	Orthopäde Neurologe
verspanntes Gefühl im Schulter-Nacken-Bereich mit Schmerzen rechts und links der HWS	• Muskulatur • Wirbelgelenke	Hausarzt
ausstrahlende Schmerzen in die Arme/Hände mit Kraftverlust und Taubheitsgefühlen	• Rückenmarkskanal • Bandscheibe • Nervenreizung	Orthopäde Neurologe
bewegungsabhängige Schmerzen	mechanische Reizung der Bandscheibe oder der Wirbelgelenke	Hausarzt Orthopäde
permanenter Dauerschmerz	Entzündung von Gelenken, Muskeln oder Nerven	Hausarzt Orthopäde

auch die Gelenkkapseln primär als Quelle infrage. Häufig werden solche Entzündungen durch eine Überlastung oder eine direkte Verletzung, z. B. als Folge eines Sturzes, ausgelöst. Wenn Sie solche konstanten Beschwerden haben, und diese auch noch länger als 5–7 Tage andauern, ist dringend ein Besuch bei Ihrem Hausarzt zu empfehlen. Entzündliche Zustände, die länger als 7 Tage anhalten, zeigen deutlich, dass der Körper mit der Problematik nicht allein fertig wird und Hilfen von außen, durch Medikamente, Elektrobehandlung oder Eisanwendungen erforderlich sind. Solche hartnäckigen Beschwerden sollten dringend ärztlich kontrolliert, dokumentiert und behandelt werden.

Handelt es sich bei bestehenden Störungen um eine harmlose Zerrung oder eine Prellung der Muskulatur, klingen die Beschwerden meistens nach 2–4 Tagen ab und der Schmerz lässt zunehmend nach. Mit dem Nachlassen des ersten starken Schmerzes, will uns unser Körper Folgendes signalisieren: „Ich habe alles im Griff. Mach dir keine Sorgen." Ist jedoch nach 5–7 Tagen noch immer keine Besserung eingetreten, will uns unser Körper auch damit etwas mitteilen, dass sich so anhören könnte: „Ich habe es nicht unter Kontrolle und brauche Hilfe. Bitte lass einen Arzt einen Blick auf das Problem werfen."

Treten Ihre Schmerzen jedoch ausschließlich bei einer bestimmten Bewegung auf, ist vielmehr ein mechanischer Auslöser für dieses Problem anzunehmen. Das bedeutet, dass immer bei dieser bestimmten schmerzhaften Bewegung, eine Struktur (Muskel, Nerv, Bänder oder die Gelenkkapsel) besonders gereizt oder belastet wird. Diese Belastung führt dann auch zu diesem einen, situationsabhängigen, Schmerz. Mit der Bewegung haben Sie einen Einschalter für den Schmerz.

Welche Diagnosen kommen häufig vor?

Häufig wird die Diagnose „HWS-Syndrom" gestellt. Das klingt erstmal gut. Sagt aber nichts anderes aus, als dass die Funktionsfähigkeit der Halswirbelsäule schmerzhaft eingeschränkt ist. Das wussten Sie bereits, bevor Sie zum Arzt gingen. Ob es sich dabei um eine muskuläre Störung, eine Gelenkfunktionsstörung, eine Nervenreizung oder um eine Bandscheibenstörung handelt, ist damit noch nicht beantwortet. – Jeder Therapeut, der einen Patienten mit dieser Diagnose zur Weiterbehandlung zugewiesen bekommt, ist gezwungen, eine klärende Diagnostik durchzuführen, um die Ursachen zu ergründen und gezielt behandeln zu können. Auch Bandscheibenprobleme oder Gelenkblockaden führen häufig zu Nackenproblemen. Die Tabelle auf der rechten Seite gibt dazu einen kurzen Überblick.

Ärztliche Therapien

Bei der ärztlichen Untersuchung werden zunächst mögliche ernsthafte Erkrankungen ausgeschlossen, bevor die erforderlichen Therapien festgelegt werden. Bei vorrangiger Schmerzproblematik, vielleicht auch mit einer Entzündung, ist eine medikamentöse Therapie sinnvoll, entweder in Form von Tabletten oder als lokale Injektion. Zum Teil kann es hilfreich sein, die Halswirbelsäule durch spezielle Tapes, eine Bandage oder Korsage zu stützen und damit für eine gewisse Zeit gezielt zu entlasten. Je nach

Welche Symptome gehören zu welcher Diagnose?

Diagnose	häufig vorkommende typische Symptome
HWS-Syndrom	• lokale Schmerzen in der Halswirbelsäule • Spannungsgefühl in der Halswirbelsäule • Bewegungssteifigkeit, z. B. beim Kopfdrehen
Bandscheibenvorfall	• ausstrahlende Schmerzen: von der Schulter, über den Arm bis in die Hand • Taubheitsgefühle in den Armen/Händen • Kraftlosigkeit der Arme oder Hände
Gelenkblockade in der HWS	• einseitige lokale Schmerzen • oft bei einer bestimmten Bewegung (Drehbewegung des Kopfes nach rechts oder links) • bei einer bestimmten Aktivität (z. B. auf der Seite liegen und ein Buch lesen)

Beschwerden und Ergebnissen aus der Diagnostik, kommen auch noch andere medizinische Leistungen wie Stoßwellentherapie, Elektrobehandlungen, Magnetfeldtherapie oder Traktionsbehandlungen in Betracht. Diese sollen den lokalen Stoffwechsel positiv beeinflussen, um die körpereigenen Heilkräfte anzukurbeln und die Regeneration zu beschleunigen. Dabei handelt es sich jedoch um „Igelleistungen", die man meist selbst bezahlen muss (vorher bei der Krankenkasse nachfragen).

Physiotherapie bei Nackenproblemen

Da es sich bei Schulter-Nacken-Beschwerden und bei Problemen in der Halswirbelsäule primär um Störungen des Bewegungsapparates handelt, ist eine körperliche Therapieform häufig zwingend erforderlich und zudem auch noch sehr Erfolg versprechend.

Durch eine umfassende physiotherapeutische Funktionsdiagnostik werden die Defizite des Patienten so umfassend und exakt als möglich lokalisiert:

- Muskelschwächen werden entdeckt.
- Muskuläre Verspannungen werden lokalisiert.
- Beweglichkeitsstörungen der Wirbelgelenke werden festgestellt.
- Druckempfindlichkeiten von Bindegewebe, Muskeln, Sehnen oder Bändern werden herausgefunden.
- Bewegungsfähigkeit und Elastizitätsverhalten von Nerven werden untersucht.

Aus diesen Informationen wird ein geeigneter Therapieplan entwickelt. Für die Behandlung von Beschwerden in der Halswirbelsäule hält die Physiotherapie eine ganze Bandbreite an Therapiekonzepten und -techniken bereit, die besonders gut geeignet sind, effektiv zu helfen.

Manuelle Therapie

Diese spezielle Therapieform ist besonders bei Muskel-, Nerven- und Gelenkbeschwerden zu empfehlen, da mit diesen Behandlungstechniken besonders effektive Reize auf das betroffene Gewebe (Muskeln, Nerven oder Gelenke) gebracht werden können, die häufig eine schnelle Anpassung des Körpers und damit auch eine Verbesserung der Problematik bringen können.

Trainingstherapie

In der Trainingstherapie kommen medizinisch kontrolliertes Kraft-, Ausdauer- und Koordinationstraining (auch an Geräten) zum Einsatz. Mit einem speziell auf die Problematik des Patienten ausgerichteten Trainingsplan können die bestehenden Beschwerden reduziert werden. Auch im Bereich der Prävention, also der Vorbeugung vor erneuten Beschwerden, ist eine gezielte Trainingstherapie sinnvoll.

Propriozeptive neuromuskuläre Fazilitation

Dieses spezielle Therapiekonzept eignet sich zur Rehabilitation von Nervenstörungen oder auch von neurologischen Krankheitsbildern wie z. B. dem Schlaganfall oder einer Multiplen Sklerose. Durch die engen funktionellen Verknüpfungen zwischen dem Nervensystem und dem Muskelsystem sind bei Störungen dieser Funktionen, wie es auch häufig bei Nackenproblemen der Fall ist, auch spezielle Therapietechniken erforderlich, um für eine Verbesserung zu sorgen.

Funktionelle Bewegungslehre

In diesem Konzept liegt ein Schwerpunkt auf der exakten Analyse von funktionellen Aktivitäten und Bewegungen und den Störungen derselben. Durch eine genaue Diagnostik werden die Zusammenhänge von Funktionsstörungen aufgedeckt und die gestörte Bewegungskomponente wird durch spezielle Übungen und Techniken in die Normalität verbessert.

Triggertherapie

Hier werden sogenannte Triggerpunkte behandelt. Dies sind spezielle Spannungspunkte in der Muskulatur, die durch besondere Schmerzempfindlichkeit und eine starke Unbeweglichkeit des Muskelgewebes auffallen. Triggerpunkte entstehen durch Überlastungsschäden an der Muskulatur, wie Sie bei ungewohnten Arbeiten auftreten können, oder auch bei übermäßig verspannten Muskeln durch ungünstige Körperhaltungen.

Faszientherapie

Faszien sind Hüllstrukturen. Sie umhüllen die Muskeln unseres Bewegungsapparates und verbinden sich im gesamten Körper zu sog. Faszienketten. In diesen Verbindungen liegt ein ungeheures Beweglichkeitspotenzial für unseren Körper. Bei Fehlfunktionen oder Verletzungen innerhalb der Faszien, reduzieren sich auch die Bewegungsfähigkeiten der betroffenen Strukturen. Diese Ketten wirken sich bei bestehenden Störungen auch auf das Bewegungsverhalten von Gelenken und Muskeln aus. Bei vorhandenen Bewegungsstörungen der HWS kann ein Funktionsverlust der Faszien auch zum gesamten Beschwerdebild beitragen. Mittels gezielter Behandlungen können funktionsgestörte Faszien wieder in einen normalen Bewegungskontext verändert werden, um die Beschwerden zu reduzieren und auch komplett zu beseitigen.

Übungsbehandlung

Eine physiotherapeutische Übungsbehandlung sollte stets Bestandteil des gesamten Behandlungsmanagements bei bestehenden Beschwerden der Nackenregion sein. Nur durch einen gezielten und optimal auf die Bedürfnisse des Patienten abgestimmten Übungs- und Trainingsplan, kann die Effektivität der physiotherapeutischen Behandlung gesteigert und die Beschwerden nachhaltig beseitigt werden. Bei entsprechend hartnäckigen Beschwerden reicht die Behandlungszeit von zwei Terminen pro Woche oft nicht aus, um die gesundheitlichen Störungen in den Griff zu bekommen. Da kann mit einem individuell ausgetüftelten Übungsprogramm die therapeutisch wirksame Behandlungszeit pro Woche deutlich gesteigert werden.

Operationen an der HWS als letzter „Notnagel"

Nur in wenigen Fällen ist eine OP bei Problemen der HWS tatsächlich nötig und sinnvoll. Vor der Operation sollten alle konservativen Therapiemethoden komplett ausgeschöpft worden sein. Wenn der Leidensdruck trotzdem stetig ansteigt und die konservativen Methoden wirklich keinerlei Wirkung zeigen, ist ein operativer Eingriff überhaupt zu erwägen und auch therapeutisch zu empfehlen. Auch bei einer OP gibt es keine Sicherheit oder gar eine Garantie für Beschwerdefreiheit, diese können trotz – oder manchmal auch wegen der OP – weiter bestehen.

Was wird an der HWS gern operiert?

Operationen werden immer dann gern empfohlen, wenn ein Operateur (Chirurg oder Orthopäde) die Möglichkeit für einen operativen Eingriff findet. Bandscheibenvorfälle oder -vorwölbungen stellen eine relative OP-Indikation dar. Dabei können das Bandscheibenfach komplett geräumt und ein Bandscheibenersatz (Spacer) eingebracht oder nur das „vorgefallene" Bandscheibengewebe entfernt werden.

Wann ist eine OP erforderlich?

Ein medizinischer Notfall mit klarer OP-Indikation wäre ein Wirbelbruch mit Verdacht auf eine mögliche Querschnittslähmung durch diese Verletzung. Bei permanenter Nervenreizung oder -quetschung mit entsprechenden neurologischen Ausfällen wäre eine OP anzuraten, natürlich ebenso bei allen Krebsleiden in dem Bereich (wie z.B. ein Knochenmarktumor im HWS-Bereich). Damit haben sich die zwingend erforderlichen Operationen allerdings auch schon erschöpft. Alles andere ist eine Sache der individuellen Bewertung und der resultierenden Einschränkung der persönlichen Lebensqualität aus den bestehenden Beschwerden.

Wann könnte operiert werden?

„Vielleicht"-Indikation zur Operation besteht bei einer Störung der Lebensqualität (muss individuell bewertet und anhand des OP-Risikos abgewogen werden):

- permanentes und lange bestehendes Taubheitsgefühl in den Armen, Händen oder Fingern, ohne Aussicht auf Besserung
- Einschränkungen bei der täglichen Arbeit (nicht mehr Sitzen können, nicht mehr Heben/Tragen können, zu starke Schmerzen etc.) über längere Zeit (mehrere Wochen bis Monate)
- Verlust an Freizeitaktivitäten (Schwimmen, Laufen, Wandern etc.)

Register

Liebe Leserin, lieber Leser,

hat Ihnen dieses Buch weitergeholfen? Für Anregungen, Kritik, aber auch für Lob sind wir offen. So können wir in Zukunft noch besser auf Ihre Wünsche eingehen. Schreiben Sie uns, denn Ihre Meinung zählt!

Ihr TRIAS Verlag

E-Mail-Leserservice:
kundenservice@trias-verlag.de

Lektorat TRIAS Verlag
Postfach 30 05 04
70445 Stuttgart
Fax: 0711 89 31-748

Bibliografische Information der Deutschen Nationalbibliothek
Die Deutsche Nationalbibliothek verzeichnet diese Publikation in der Deutschen Nationalbibliografie; detaillierte bibliografische Daten sind im Internet über http://dnb.d-nb.de abrufbar.

Programmplanung: Katja Widmann

Redaktion: Anne Bleick, Stuttgart
Bildredaktion: Christoph Frick, Stuttgart

Umschlaggestaltung und Layout:
CYCLUS · Visuelle Kommunikation, Stuttgart

Bildnachweis:
Umschlagfoto: CYCLUS Visuelle Kommunikation, Stuttgart, modifiziert nach Hans Nelemann/The Image Bank/Getty Images und baona/iStock (Hintergrund)
Grafiken im Innenteil: Seite 26–27: Ingrid Schobel, München; Seite 25: Aus: Schünke M, Schulte E, Schumacher U. Prometheus. LernAtlas der Anatomie. Allgemeine Anatomie und Bewegungssystem. Illustration von M. Voll und K. Wesker. 2. Auflage. Stuttgart: Thieme; 2009.

Fotos im Innenteil: Holger Münch, Stuttgart

Die abgebildeten Personen haben in keiner Weise etwas mit der Krankheit zu tun.

2. Auflage 2019

Printed in Germany

Repro: ludwig:media, Zell am See (Österreich)
Satz: CYCLUS · Media Produktion, Stuttgart
gesetzt in: Adobe InDesign CS 6
Druck: Grafisches Centrum Cuno GmbH & Co. KG, Calbe (Saale)

Gedruckt auf chlorfrei gebleichtem Papier

ISBN 978-3-432-10965-7 1 2 3 4 5 6

Auch erhältlich als E-Book:
eISBN (ePub) 978-3-432-10966-4

Wichtiger Hinweis
Wie jede Wissenschaft ist die Medizin ständigen Entwicklungen unterworfen. Forschung und klinische Erfahrung erweitern unsere Erkenntnisse. Ganz besonders gilt das für die Behandlung und die medikamentöse Therapie. Bei allen in diesem Werk erwähnten Dosierungen oder Applikationen, bei Rezepten und Übungsanleitungen, bei Empfehlungen und Tipps dürfen Sie darauf vertrauen: Autoren, Herausgeber und Verlag haben große Sorgfalt darauf verwandt, dass diese Angaben dem Wissensstand bei Fertigstellung des Werkes entsprechen. Rezepte werden gekocht und ausprobiert. Übungen und Übungsreihen haben sich in der Praxis erfolgreich bewährt. Eine Garantie kann jedoch nicht übernommen werden. Eine Haftung des Autors, des Verlags oder seiner Beauftragten für Personen-, Sach- oder Vermögensschäden ist ausgeschlossen.

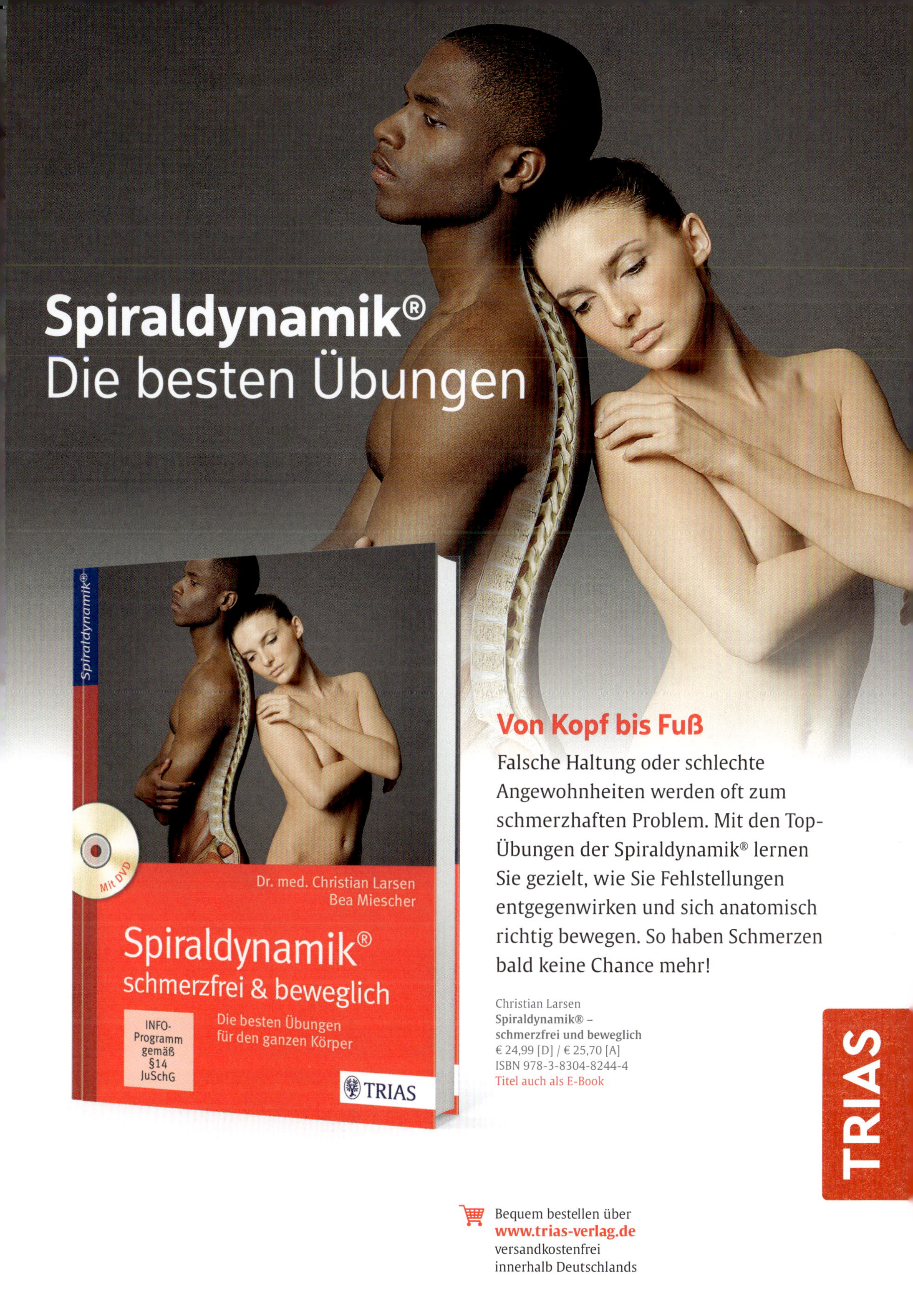
Spiraldynamik®
Die besten Übungen
Spiraldynamik®
Mit DVD
Dr. med. Christian Larsen
Bea Miescher
Spiraldynamik®
schmerzfrei & beweglich
INFO-Programm gemäß §14 JuSchG
Die besten Übungen für den ganzen Körper
TRIAS
Von Kopf bis Fuß
Falsche Haltung oder schlechte Angewohnheiten werden oft zum schmerzhaften Problem. Mit den Top-Übungen der Spiraldynamik® lernen Sie gezielt, wie Sie Fehlstellungen entgegenwirken und sich anatomisch richtig bewegen. So haben Schmerzen bald keine Chance mehr!
Christian Larsen
Spiraldynamik® – schmerzfrei und beweglich
€ 24,99 [D] / € 25,70 [A]
ISBN 978-3-8304-8244-4
Titel auch als E-Book
TRIAS
Bequem bestellen über
www.trias-verlag.de
versandkostenfrei
innerhalb Deutschlands